COMO PROTEGER SEUS FILHOS NA INTERNET

COMO PROTEGER SEUS FILHOS NA INTERNET

Um guia para pais e professores

Gregory S. Smith

Editora
Novo Conceito

Traduzido da Edição de Língua Inglesa.
Título Original: *How to Protect Your Children on the Internet – A Road Map for Parents and Teachers*, de Gregory S. Smith, originalmente publicado pela Praeger Publisher, uma marca da Greenwood Publishing Group, Inc., Westport, CT, EUA. http://www.greenwood.com/praeger.aspx.

1ª impressão – Outubro de 2009

Editora: Marília Mendes
Produtora Gráfica: Josiane Sozza
Comercial: Rubens Barbosa
Tradução: Adauri Brezolin
Preparação de Texto: Marsely Dantas
Revisão Técnica: Cassiano Taveira José
Revisão de Texto: José Alessandre
Diagramação: Spotlight
Capa: S4 Editorial

Para a edição desta tradução, a editora baseou-se em um parecer sobre o original feito pelo Prof. Valdemar W. Setzer, que escreveu uma resenha do livro, disponível em seu site www.ime.usp.br/~vwsetzer

Este livro segue as regras do Novo Acordo Ortográfico da Língua Portuguesa.

Dados Internacionais de Catalogação na Publicação (CIP)
(Câmara Brasileira do Livro, SP, Brasil)

Smith, Gregory S.
Como proteger seus filhos na Internet : um guia para pais e professores / Gregory S. Smith ; traduzido por Adauri Brezolin. -- Ribeirão Preto, SP : Editora Novo Conceito, 2009.
Título original: How to protect your children on the Internet
Bibliografia

ISBN 978-85-99560-72-3

1. Educação para segurança 2. Internet e crianças 3. Internet - Medidas de segurança 4. Tecnologia e crianças I. Título.

09-09672 CDD-305.235

Índices para catálogo sistemático:
1. Internet e crianças : Medidas de segurança : Sociologia 305.235

Rua Dr. Hugo Fortes, 1885 – Pq. Ind. Lagoinha
14095-260 – Ribeirão Preto – SP
www.editoranovoconceito.com.br

Para todos os pais e filhos
que foram prejudicados, ludibriados ou enganados pela internet.
Também, para todos os representantes da incansável
missão de aplicar as leis, para os terapeutas infantis, pais, professores e
profissionais da segurança da internet que dedicam seu tempo à
proteção de nossos filhos.

Este livro destina-se a pais
cujos filhos têm entre 8 e 17 anos de idade e acessam a internet,
bem como aos educadores dessas crianças e adolescentes.
A internet e as tecnologias que possibilitam interação *on-line* e acesso a
uma variedade de conteúdos podem ser um lugar
perigoso para os jovens menores de 18 anos. Os perigos são reais,
e os pais de hoje deparam-se com muitas ameaças que simplesmente não
compreendem. O objetivo deste livro é compartilhar os riscos da internet,
expondo algumas tragédias recentes do mundo real, oferecendo uma
abordagem pragmática e um guia para auxiliar os pais a protegerem seus
filhos contra as ameaças do mundo virtual.

Sumário

Capítulo 6

Capítulo 7

Capítulo 8

Capítulo 9

Capítulo 10

Prefácio

Sou especialista de renome internacional no campo da tecnologia da informação e pai de dois filhos. Como outros pais, tenho muita dificuldade para analisar e determinar quanta liberdade tecnológica devo dar a meus filhos. A internet é uma rica fonte de redes interligadas, de servidores e, sim, de conteúdo que, com o advento da WWW e da tecnologia dos navegadores, transformou o modo como as pessoas pesquisam, fazem compras, realizam negócios e se comunicam. Por isso, a internet e as tecnologias que possibilitam interação *on-line* podem ser um lugar perigoso para as crianças. Os perigos são reais, e os pais se deparam com muitas ameaças que não compreendem totalmente. O propósito deste livro é compartilhar os riscos, descrevendo algumas tragédias recentes do mundo real, revelar alguns dos segredos das atividades *on-line* e, ao mesmo tempo, oferecer uma abordagem pragmática e um guia para auxiliar os pais a protegerem seus filhos contra as ameaças do mundo virtual.

A necessidade

Hoje em dia, pais que têm filhos com idade entre 8 e 17 anos encontram-se frequentemente sem pista alguma sobre os verdadeiros riscos que os filhos correm ao acessar a internet via uma gama enorme de dispositivos e aplicativos, tais como: (1) e-mail; (2) mensagem instantânea; (3) navegadores da internet; (4) *blogs*; (5) telefones celulares com mensagens de texto; (6) *PDAs* (assistentes digitais pessoais ou computadores *palmtop*); (7) bate-papo virtual e (8) sites de relacionamento (como o MySpace). Nos dias de hoje, cada vez mais jovens em todo o mundo estão se comunicando de modo virtual e estão participando de atividades que são muito arriscadas, como, por exemplo, assistir a conteúdo proibido para menores e expor-se a predadores que utilizam a internet como meio de aliciar menores para o sexo e para outros propósitos escusos. Muitos pais já leram algumas das histórias de horror estampadas em jornais locais ou nacionais ou expostas em programas televisivos, tais como *Dateline*, levado ao ar pela NBC, programa norte-americano que trata dos perigos que espreitam as crianças no mundo virtual.

Muitos adolescentes simplesmente não compreendem os riscos que correm quando acessam a internet nem que podem se prejudicar muito em consequência da ingenuidade. Este livro mostra os riscos e oferece não apenas um guia para os pais se tornarem mais cientes das atividades *on-line* de seus filhos, mas também técnicas e sugestões para ajudar a protegê-los. As crianças nos dias de hoje estão usando tecnologia das mais variadas formas que seus pais nem mesmo sabem que existem, por exemplo, estabelecer conversas particulares ao telefone via internet com amigos e, às vezes, com estranhos. Recursos de voz integrados a ferramentas gratuitas de mensagem instantânea dão às crianças a oportunidade de passarem despercebidas bem debaixo do radar dos pais, visto que não há qualquer registro de ligações feitas ou recebidas.

Enquanto estou aqui escrevendo, há mais de 6 bilhões de pessoas no mundo, das quais mais de um bilhão têm acesso à internet. Os Estados Unidos tinham, em outubro de 2006, uma população com mais de 300 milhões de habitantes. De acordo com o censo norte-americano realizado em 2000, havia cerca de 34,5 milhões de lares (32,8%) com crianças abaixo de 18 anos. As crianças e adolescentes em risco hoje em dia, com idades entre 5 e 19 anos, representam mais de 60 milhões da população total estimada pelo *Census Bureau*, agência governamental encarregada pelo censo nos Estados Unidos. Os números falam por si e enfatizam o fato de que milhões de pais sentem-se desafiados pelo dilema de como proteger seus filhos contra os riscos da internet.

A solução

Como proteger seus filhos na internet elucida alguns exemplos assombrosos de como jovens e adultos se comportam *on-line* e apresenta recomendações para atenuar os riscos por meio de uma variedade de ferramentas e providências virtuais. A Parte 1 oferece uma introdução à internet com destaque aos benefícios e aos riscos do mundo virtual. O conteúdo desta parte do livro explica algumas tecnologias-chaves e por que é importante que pais e educadores as compreendam, apresenta os riscos associados ao ambiente virtual e discute o que os pais estão fazendo para proteger seus filhos.

A Parte 2 pretende oferecer tanto a pais quanto a educadores um guia e um conjunto de recomendações objetivas sobre como proteger as crianças que usam uma variedade de ferramentas e tecnologias disponibilizadas pela internet, que são exatamente aquelas que as expõem ao risco. Estas incluem o e-mail, a mensagem instantânea, os navegadores da internet, os *blogs*, os telefones celulares com mensagem de texto, os *PDAs*, o bate-papo virtual, os sites de relacionamento e até mesmo webcams conectadas à internet. O último capítulo conclui com algumas sugestões úteis para os pais conversarem com seus filhos a respeito dos riscos associados ao uso da internet.

Público-alvo

Este livro tem, como alvo primário, pais, a maioria dos quais não tem ciência dos riscos, reais e potencialmente perigosos, que os filhos correm ao acessar a internet. O livro fornece aos pais informações básicas sobre o funcionamento do computador a fim de instruí-los sobre as ferramentas que possibilitam as atividades *on-line* e os respectivos riscos; oferece ainda um conjunto de soluções e recomendações de aplicativos para atenuar os riscos nocivos às crianças. Os pais na América do Norte são, de uma forma ou de outra, os mais ligados à internet, com um pouco mais de 50% dos lares *on-line*. Os adolescentes de hoje são em geral mais sofisticados no que tange ao acesso e ao uso de tecnologias *on-line*. Estão também mais espertos ao esconderem seus métodos de fazer coisas erradas pela internet. Muitas outras nações industrializadas ao redor do globo (Ásia, Europa e América do Sul) estão ficando cada vez mais *on-line* e, como resultado, seus filhos estão sendo expostos aos lados bons e ruins da internet. Em todo o mundo, pais com computadores e outros dispositivos conectados à internet estão expondo seus filhos a riscos de maneiras variadas que simplesmente não compreendem.

Um público-alvo secundário inclui professores de escolas públicas e privadas (desde os do jardim da infância até os do ensino médio), visto que tentam orientar e ensinar seus alunos sobre os benefícios e os riscos da internet. A tecnologia permeia o ambiente educacional desde o jardim da infância até o final do ensino médio; assim, o risco é introduzido. Muitas escolas tentam limitar esses riscos com filtros e bloqueadores da internet, mas muitos perigos persistem. Cada vez mais as tecnologias estão usando criptografia para driblar sofisticados filtros da internet e aplicativos de segurança. Com isso, as crianças conseguem atuar virtualmente sem serem detectadas. Os exemplos incluem conexões de voz pela internet (como o Skype), sites pornográficos criptografados e ferramentas de mensagem instantânea que empregam protocolos e portas comuns que se modificam para permitir que os usuários naveguem pela internet. Infelizmente, hoje em dia as escolas não possuem as mesmas ferramentas utilizadas para o acesso à internet; como resultado, algumas escolas possuem recursos tecnológicos melhores do que outras para proteger seus alunos.

Abordagem

As informações apresentadas neste livro, junto com as recomendações, são frutos de uma grande variedade de fontes, que incluem relatórios de pesquisa, estudos de caso, organizações e *websites* de proteção à criança, entrevistas com especialistas, entrevistas e pesquisas de opinião com pais e filhos que acessam a internet e minhas próprias experiências com crianças tanto como pai quanto como profissional de tecnologia, com mais de 20 anos de experiência na área da tecnologia da informação, além de uma década de experiência na sala de aula, ensinando a nova geração de líderes da tecnologia da informação.

Prefácio da Edição Brasileira

A internet e a miríade de novos aparelhos de comunicação e aplicativos de computadores destinados ao grande público continuam a evoluir, oferecendo novas maneiras de nos conectarmos com amigos e familiares, tornando os negócios e seus funcionários mais eficientes, permitindo, ainda, que recebamos notícias e informações com muito mais rapidez. Entre alguns exemplos recentes de novas tecnologias que invadiram nosso modo de vida nos últimos dois anos estão: sites de *micro-blogs* (Twitter, Bloghot, Ping.fm), *smart phones* mais potentes e mais vistosos, (iPhone da Apple, G1 (Google Android) da T-Mobil, o Palm Pre e o Blackberry Storm), progressos ocorridos nos *sites* de relacionamento (MySpace, Facebook) e os aperfeiçoamentos nos sistemas de controle paternos (a AT&T vende os telefones celulares, a Microsoft, os sistemas operacionais). Com todos esses recursos e aperfeiçoamentos, torna-se cada vez mais desafiador e importante para os pais desempenharem um papel ativo quando tiverem que decidir o que permitir que seus filhos usem. Hoje, meus dois filhos (jovens adolescentes) têm telefones celulares, mas apenas com mensagem de texto; não têm acesso à internet, bloqueamos esse recurso junto à operadora.

Hoje em dia há mais ou menos riscos do que anos atrás? Em suma – há mais, principalmente devido a contínua descentralização de serviços de computação e direção para criar novos produtos ao consumidor. Tomemos o YouTube como exemplo. Há inúmeros vídeos no *site* que não são de modo algum apropriados para crianças, muitos oferecem conteúdo que provocam a curiosidade dos visitantes na tentativa de os conduzirem a *sites* pornográficos. Eu mesmo presenciei conteúdo inapropriado no Facebook quando dois adolescentes trocavam palavras insultuosas, que, para todos os fins e efeitos, deveria ter sido retirado do site. O Twitter oferece a possibilidade de o usuário "twitar" (descrever em aproximadamente 140 caracteres), para seus *peeps*, ou seguidores, o que está pensando ou fazendo, em geral por meio de um celular. Algumas histórias recentes no noticiário advertem sobre os riscos de "twitar" declarações ou comentários falsos sobre outras pessoas e já houve gente processada por injúria como resultado de seus "twits". Os *smart phones* mais modernos têm recursos de vídeo, imagem e mensagem de texto com acesso aos mais recentes *sites* do mundo dos *blogs* – inclusive acesso a todo tipo de risco que vem junto com o pacote – bastando que o usuário simplesmente digite uma tecla.

No que tange aos avanços referentes a filtros de conteúdo, a Microsoft já inclui controles paternos (ou seja, um tipo de filtro de conteúdo) como parte de seu sistema operacional, na tentativa de oferecer proteção mais ampla aos jovens internautas. Operadoras de telefones celulares tais como a AT&T começaram a integrar filtros de conteúdo limitados e outros controles paternos (os mais procurados por causa da facilidade de uso e de pagamento direto na conta) em alguns de seus pacotes de telefonia celular. Um bom avanço – mesmo que o termo de responsabilidade do *site* alegue que "nenhum filtro é 100% confiável e que a AT&T não garante segurança total no controle de conteúdo".

Os sites de busca continuam aperfeiçoando seu nível de eficácia no controle de conteúdo e a concorrência entre os fabricantes é cada vez maior. O Google agora tem um concorrente à altura após a Microsoft ter lançado o Bing e ter integrado suas funcionalidades ao *website* do Yahoo. É por melhorias na eficácia como essas que eu particularmente recomendo o bloqueio dos principais buscadores para as crianças. Como digo no livro – os jovens *estão apenas a dois cliques de qualquer tipo de conteúdo* – apropriado ou não.

Hoje em dia, pais e professores responsáveis pela segurança de jovens que utilizam tecnologias na escola precisam estar ainda mais atentos, uma vez que recursos atraentes via internet e *websites* estão mais acessíveis e são mais fáceis de ser usados. Sugiro que os pais façam testes com os *sites* de relacionamento e de *blogs* que seus filhos visitam ou os quais tenham tentado acessar. É fácil, basta criar um perfil, registrar-se e fazer buscas com expressões de conteúdo adulto para ver por que não são seguros. Em seguida – faça o mesmo no celular de seus filhos. À medida que a internet e os dispositivos a ela relacionados avançam com mais inovações, a tarefa de proteger nossas crianças contra conteúdo nocivo torna-se cada vez mais árdua. Tenho certeza de que o material apresentado neste livro será muito útil para mitigar os riscos associados à internet e proporcionará a seus filhos uma infância mais segura à medida que passam pela adolescência e chegam à vida adulta. Desistir, jamais.

Gregory S. Smith

Agradecimentos

Ao longo dos últimos 20 anos, tive oportunidades maravilhosas para aprender, crescer e aplicar as melhores práticas da Tecnologia da Informação (TI) aos negócios, apresentar resultados aos clientes, bem como guiar e ensinar pessoal técnico e alunos de pós-graduação a buscar por mais conhecimento e melhores práticas. Acredito que seja a responsabilidade dos líderes de hoje: retribuir à sua comunidade de uma forma ou de outra. Este livro é a forma que encontrei para fazer exatamente isso – compartilhar o conhecimento e o *know-how* que tenho em tecnologia e educação, visando ajudar milhões de pais e professores sobre como melhor proteger seus filhos e alunos contra os riscos associados à internet. Uma pessoa em particular ao longo desse caminho ensinou-me alguns desses traços de liderança. Gostaria de declarar Deborah Hechinger como minha mentora e modelo. Por meio de suas ações, Debbie ensina outros a dar o melhor de si e a fazer a diferença. Minha primeira interação com ela foi no âmbito profissional, mas isso naturalmente foi além e transformou-se em confiança e numa verdadeira amizade. Debbie, toda a minha gratidão a você por ser este grande modelo para mim! Revisão é uma forma de arte; em geral, nem sempre considerada por um autor que esteja envolvido demais com sua obra. Gostaria de agradecer pessoalmente a Catherine Golden e a Anne Topp pelos olhos atentos com que leram este projeto. Ainda, meus agradecimentos especiais a Stan Wakefield, o agente literário que me apresentou à equipe da editora no Greenwood Publishing Group. Mais uma vez muito obrigado!

Pessoas honestas que ouvem nossas ideias e que as avaliam são muito importantes para mim, sobretudo no desenvolvimento de um livro tão polêmico e tecnicamente complexo como este. Gostaria de agradecer a duas pessoas que conheci no meio profissional, que se tornaram meus amigos e apoiaram minha decisão de escrever esta obra, oferecendo muito estímulo e muita amizade, condições vitais para que o livro chegasse ao prelo. Eles são Martha Heller, da Z Resource Group, e Eric Lundquist, da revista *eWeek*.

Concluindo, meus agradecimentos especiais às pessoas maravilhosas da Praeger e do Greenwood Publishing Group, sobretudo a Suzanne Staszak-Silva pelos seus esforços para que este livro recebesse o tratamento de uma publicação da mais alta qualidade. Por fim e mais importante, agradeço à minha família pelo apoio constante e generoso durante o tempo em que escrevi esta obra, e aos meus pais, Josephine e Carl, pelo estímulo infindável de assumir riscos e prosperar. Forem eles que incutiram em mim um lema vital para o meu modo de vida – *desistir, jamais*!

PARTE 1

Introdução à Tecnologia e os Riscos na Internet

1 BEM-VINDO À INTERNET

Tudo que você pode imaginar é real.

- Pablo Picasso

DURANTE A ADOLESCÊNCIA

Grande parte dos pais de hoje não tem a mínima ideia de como proteger seus filhos contra os riscos na internet. De fato, é provável que a maioria admita que os adolescentes tenham mais conhecimento sobre tecnologia do que eles – o que já coloca os adultos em desvantagem logo de cara. *Tudo que você pode imaginar é real.* Se Pablo Picasso ainda estivesse vivo, a realidade de suas palavras, quando aplicada à internet, o deixaria perplexo. É verdade – se você pode imaginar algo, isso pode ser construído, embalado e vendido.

Durante minha adolescência em Flemington, New Jersey, Estados Unidos, costumávamos ouvir as bandas de *rock and roll*, como Kiss e Bruce Springsteen, andávamos de bicicleta, praticávamos esportes, íamos à escola e paquerávamos o sexo oposto nos bailinhos da escola e nos *shopping centers*. Não tínhamos predadores *on-line*. Não tínhamos acesso à pornografia pesada ao clique de um mouse. Nem mesmo tínhamos contas de e-mail, mensagens de texto nem identificadores de chamadas. Não tínhamos mensagem instantânea e, definitivamente, não podíamos fazer ligações telefônicas particulares via internet sem o conhecimento de nossos pais. Que inferno – nem mesmo tínhamos telefone em nossos quartos! Nossos pais tinham controle absoluto sobre a nossa criação e gostavam do jeito que as coisas eram.

Hoje em dia, a maioria dos pais não tem a mínima ideia sobre informática, nem sobre a internet, muito menos sobre os riscos que vêm a reboque. Em suma, os adultos encontram-se em desvantagem tecnológica quando comparados aos adolescentes e sentem-se confusos em como ganhar o controle novamente. Eu sei – conversei com muitos pais, e o tema "Os riscos da internet" sempre vem à tona. Bastam poucos minutos de conversa para que me peçam conselhos. Sugestão nº. 1: leia este livro de cabo a rabo e preste atenção à seção de recomendações ao final de cada capítulo. Sugestão nº. 2: mexa-se, corra para aprender sobre tecnologia e ganhar o controle sobre seus filhos de novo. Sugestão nº. 3: não tenha medo de ser pai/mãe. Alguns pais com quem conversei estão mais interessados em ser o melhor amigo dos filhos. Às vezes, é importante desempenhar os dois papéis, mas os pais nunca deveriam se esquecer do fato de que têm a obrigação e a responsabilidade de agir como pais e de proteger seus filhos. Aqueles que cedem à pressão dos filhos, sobretudo dos adolescentes, e relaxam suas responsabilidades, provavelmente, são aqueles que estão colocando seus filhos em risco. Mais importante, se os filhos forem lesados física ou emocionalmente em consequência de atividades *on-line* e os pais deixarem de dar proteção, eles serão parcialmente culpados pela tragédia. É fácil curvar-se perante a pressão, especialmente de adolescentes, mas os pais devem ser fortes e assumir a responsabilidade de criar seus filhos de modo adequado. Isso inclui aprender a dizer não a certas coisas, na tentativa de garantir a segurança de seus filhos.

Quando eu era adolescente, para ter acesso a fotos respeitáveis de mulheres seminuas ou nuas, tínhamos que pedir para garotos mais velhos comprar revistas como a *Penthouse* ou a *Playboy* para a gente. O maior problema que tive na adolescência foi esconder de minha mãe uma revista *Playboy* que um amigo me dera de presente quando fiz 14 anos, mas nem mesmo isso adiantou. Ela descobriu a revista debaixo do meu colchão, me falou os diabos e mandou ficar a tarde toda no meu quarto, esperando meu pai para falar do assunto, assim que ele chegasse do trabalho. – Espere até seu pai chegar – ela me disse com o indicador em riste apontado em minha cara. Esperei meu pai por horas até que chegasse do serviço. Ainda consigo ouvir seus passos subindo a escada e vir em direção ao meu quarto pelo corredor. Ele bateu à porta e entrou. Após uma breve pausa, disse com um leve sorriso no rosto: – Nunca mais deixe sua mãe lhe apanhar com isto – e logo saiu. – Ufa! – toda aquela preocupação para nada. Se pudesse voltar no tempo e tomar aquela decisão de novo, provavelmente esconderia a revista debaixo do colchão dos meus pais – no lado do meu pai, de preferência.

Sou especialista de renome internacional na área de tecnologia da informação. Sou também pai de dois filhos. Como muitos outros pais, tenho muita dificuldade em analisar e determinar quanta liberdade tecnológica devo dar aos meus filhos. A internet é uma rica e maravilhosa fonte de redes interligadas, servidores e, sim, de conteúdo que, com o advento da *Web* e da tecnologia dos navegadores, transformou o modo como as pessoas pesquisam, fazem compras, realizam negócios e se comunicam. Por isso, a internet e as tecnologias que possibilitam interação *on-line* podem ser um lugar perigoso para os jovens menores de 18 anos. Os perigos são reais, e os pais deparam-se com muitas ameaças que não compreendem totalmente. Ao final de cada capítulo, ofereço recomendações claras e concisas a pais e professores. Da Parte 2 do livro em diante, as recomendações estão subdivididas em três diferentes faixas etárias que representam o típico sistema educacional norte-americano e os desafios sociais que acompanham cada nível de ensino. As três categorias são:

- Categoria 1: Ensino fundamental 1 (faixa etária 8-11)
- Categoria 2: Ensino fundamental 2 (faixa etária 12-14)
- Categoria 3: Ensino médio (faixa etária 15-18)

É bem provável que os pais tenham um pouco mais de conhecimento sobre tecnologia do que os filhos que estiverem na primeira categoria, com idade de 8 a 11 anos. Essa vantagem, no entanto, logo se desfaz quando as crianças entram no nível do ensino fundamental, um meio socialmente esquisito e mais competitivo em que a tecnologia é usada com mais frequência para dar apoio aos projetos escolares e para acompanhar os últimos modismos de pré-adolescentes e adolescentes. Quando os jovens chegam ao nível do ensino médio, em geral, ultrapassam os pais no quesito conhecimento tecnológico, sobretudo se os pais não exercerem profissões ligadas à tecnologia ou ao magistério. Os adolescentes na categoria 3 estão numa idade em que o monitoramento eficiente, às vezes via *software* de monitoração no modo oculto, é a melhor opção, visto que podem tentar esconder suas atividades *on-line*.

Pais que hoje tenham filhos menores de idade, na faixa de 8 a 17 anos, estão de certo modo no escuro no que tange aos riscos quando os filhos acessam a internet via uma variedade de dispositivos e aplicativos, tais como e-mail, mensagem instantânea, navegação da internet, *blogs*, telefones celulares com mensagens de texto, *PDA*s, salas de bate-papo e sites de relacionamento. Cada vez mais jovens ao redor do mundo estão se comunicando *on-line* e participando de atividades muito arriscadas, como assistir a conteúdo proibido para menores e expor-se a predadores que utilizam a internet como meio de aliciar menores para o sexo e para outros propósitos escusos. Muitos de nós já lemos algumas das histórias de horror estampadas em jornais locais ou nacionais ou expostas em programas televisivos, tais como o *Dateline*, programa norte-americano levado ao ar pela NBC, que trata dos perigos que espreitam as crianças no mundo virtual.

Segundo o censo de 2000 dos Estados Unidos, há em torno de 281 milhões de habitantes vivendo no país, com aproximadamente 34,5 milhões (32,8%) de lares com crianças menores de 18 anos.[1] Extraoficialmente, a população total nos Estados Unidos cruzou a marca dos 300 milhões em outubro de 2006. As crianças e adolescentes em risco, com idade entre 5 e 19 anos, representam 60 milhões da população total, estimada pelo *Census Bureau*.[2] Naturalmente, estima-se que mais da metade tenha acesso a computadores e esteja, de uma forma ou de outra, conectada à internet. Os números falam por si e destacam que muitos milhões de pais sentem-se desafiados pelo dilema de como proteger seus filhos. Segundo pesquisa realizada pela Cox Communications e pelo NCMEC (*National Center for Missing and Exploited Children* – órgão norte-americano de combate à pornografia e à pedofilia infantil), 71% dos jovens com idade entre 13 e 17 anos relataram ter recebido mensagens virtuais de estranhos; 45% tiveram dados pessoais solicitados por alguém que não conheciam; 30% pensaram sobre um possível encontro a sós com uma pessoa que conheceram na internet e 14% de fato tiveram um encontro pessoal com alguém que haviam conversado pelo computador.[3] Outro dado estatístico alarmante é que 40% dos adolescentes dizem que responderão a uma solicitação de bate-papo às escuras ou de um desconhecido.[4] Pesquisas também sugerem que 61% dos adolescentes com idade entre 13 e 17 anos expõem seu perfil pessoal ou têm uma página na internet num site de relacionamento, como o Friendster, MySpace ou Xanga.[5] Desses, aproximadamente 50% expuseram fotos *on-line* para o público em geral ou para amigos virtuais.[6]

Professores, diretores, legisladores e autoridades policiais *não* são inteiramente responsáveis pela proteção das crianças hoje em dia. Podem ajudar e claramente desempenham um papel importante. Porém, é dos *pais* a responsabilidade de instruir os filhos sobre os riscos a que estão expostos quando se comunicam *on-line*, decidindo quando deveriam ter acesso a essas tecnologias e criando seus filhos de modo adequado. Hoje em dia, pais e professores têm que conhecer novas tecnologias e usá-las em seu favor. Chega de desculpas.

O QUE É A INTERNET?

De modo bem simples, a internet é um conjunto de milhões de computadores ao redor do mundo, interligados por conexões analógicas e digitais e, às vezes, por conexões via satélite que fazem uso de protocolos de computador, equipamentos que interligam redes, ferramentas de segurança e provedores de internet, possibilitando que empresas e pessoas acessem e compartilhem informações. Embora muitos tenham contribuído para o sucesso e, às vezes, para os horrores da internet dos dias de hoje, é importante destacar alguns dos marcos históricos e das pessoas ilustres que contribuíram para esse meio de comunicação, que também pode ser visto com algumas restrições, quando tratamos das estratégias empregadas para proteger nossas crianças (*ver* Figura 1.1).

Em 7 de fevereiro de 1958, o Departamento da Defesa (DOD) dos Estados Unidos instituiu a ARPA (*Advanced Research Projects Agency* – Agência de Projetos de Pesquisa Avançados), cujo objetivo era fornecer subsídios "para a criação ou a execução de projetos avançados no campo da pesquisa e do desenvolvimento, projetos individuais ou por categoria, conforme o Secretário da Defesa designasse."[7] Na realidade, a criação da agência foi uma reação ao lançamento pela União Soviética do primeiro satélite artificial, o *Sputnik*. Ao longo dos anos, a ARPA passou a ser chamada de DARPA (*Defense Advanced Research Projects Agency* – Agência de Projetos de Pesquisa Avançados da Defesa), que seria o nome final escolhido em 1996, em consequência da Lei Pública 104-106, com o Título IX, do Ato de Autorização do Departamento de Defesa do ano fiscal de 1996.[8]

marco histórico	ARPA passou a se chamar DARPA: Primeiro Programa de e-mail	Protocolo TCP/IP e Desenvolvimento da Ethernet	PC da IBM lançado	Microsoft Windows 3.0 Ships	nasce a WWW	Primeiro site de busca Altavista	Blackberry Dispositivo de e-mail	MySpace.com lançado
ano	1972	1973	1981	1990	1991	1995	1998	2003

Figura 1.1. Linha do tempo da tecnologia moderna relacionada à internet

Em 1962, J. C. R. Licklider, do MIT (*Massachusetts Institute of Technology* – Massachusetts Instituto de Tecnologia), redigiu uma série de memorandos delineando o astronômico conceito da rede, em que a descrevera como uma série de computadores interligados.[9] Ainda em 1962, um outro pesquisador do MIT, Lawrence G. Roberts, foi para a DARPA para desenvolver a rede de computadores ARPANET.[10] Em 1969, com o auxílio do grupo Bolt Beranek e Newman (BBN), surge o primeiro módulo da rede na Universidade da Califórnia – Los Angeles (UCLA).[11] Ainda no final de 1969, quatro computadores hospedeiros estavam interligados à ARPANET inicial - UCLA; Instituto de Pesquisa de Stanford, na Universidade de Stanford; Universidade da Califórnia – Santa Barbara; e Universidade de Utah.[12] Em suma, como consequência, a ARPANET transformou-se na Internet, a DARPA é no fundo o inventor da Internet que conhecemos hoje. As pessoas da DARPA em 1958 e até mesmo ao longo dos anos de 1960 jamais teriam imaginado os tipos de tecnologias que temos hoje e que representariam as incríveis realizações capazes de construir uma supervia da informação.

Uma outra grande invenção foi o correio eletrônico, ou e-mail. Em 1972, Ray Tomlinson, da BBN, escreveu a "primeira mensagem eletrônica" – correio eletrônico, tal qual como conhecemos hoje.[13] Enquanto trabalhava com outros pesquisadores na DARPA, Tomlinson entrou para a história quando criou o formato do e-mail, inclusive o sinal @ (arroba).[14] Segundo a *Internet Society*, organização sem fins lucrativos, "enviou a si mesmo uma mensagem, cujo conteúdo se perdeu no tempo".[15] Depois de aproximadamente 25 anos, o primeiro programa de e-mail, criado por Steve Dorner, da Universidade de Illinois, era disponibilizado ao público geral.[16] Chamava-se Eudora, e mudaria o modo como as pessoas se comunicariam ao redor do globo.

Vinton Cerf, aclamado por muitos como o pai da internet, inventou o protocolo TCP/IP, permitindo que computadores de diferentes sistemas operacionais (Windows, Apple, Unix etc.) se comuniquem entre si.[17] Embora não seja uma invenção atraente, o protocolo TCP/IP é o núcleo de como a internet funciona e está instalado em quase todo computador mundo afora, e é, assim, um dos mais importantes marcos históricos da tecnologia. O endereço IP é basicamente um endereço único para um dispositivo conectado à internet. Hoje em dia, a maioria das empresas e dos computadores opera com a versão 4 do protocolo IP, comumente chamada de Ipv4. Na realidade, o Ipv4 é uma tecnologia com 35 anos de idade e tem um limite de aproximadamente 4,2 bilhões de endereços IP individuais.[18]

O Ipv6, desenvolvido nos anos de 1990 e que agora começa a ser implantado, poderá operar com literalmente trilhões de endereços IP no futuro.[19] Por que isso é importante? Porque o Ipv6 prevê um futuro que terá de lidar com uma ampla gama de dispositivos pessoais e profissionais, incluindo relógios, câmeras, *PDA*s, carros, aparelhos de MP3 e telefones, que estarão sempre *on-line* e conectados à internet. O Ipv6 permitirá a proliferação desses produtos; em alguns anos, as pessoas estarão portando múltiplos aparelhos que poderão acessar a internet em tempo real.

Ray Tomlinson, da BBN, merece todo o nosso crédito por ter criado o primeiro programa de e-mail em 1972. O e-mail é um dos marcos tecnológicos mais importantes que perdura há mais de três décadas; é o aplicativo da internet mais usado hoje em dia, tanto para assuntos profissionais como pessoais. Num dia normal, recebo mais de 100 e-mails profissionais e cerca de 10 mensagens pessoais. Aqueles que estão conectados à rede usam o e-mail mais do que qualquer outro tipo de tecnologia, inclusive o telefone. O e-*mail* é, na prática, o método de comunicação *on-line* dos dias de hoje, seguido de perto pela mensagem instantânea. Viva Tomlinson, por nos ter brindado com este presente!

Em 1974, o primeiro microprocessador foi inventado, logo depois surgiria o primeiro computador pessoal da Apple Computer, o Apple II, que estaria disponível ao grande público somente em 1977.[20] Este foi o marco mais importante na história da computação e Steve Jobs, o brilhante CEO da Apple, detinha a liderança. Esse virtuosismo, no entanto, foi abalado em 1981, quando a IBM lançou o computador pessoal ou o PC.[21] O PC da IBM e o clone da Compaq logo caíram na graça das empresas e o PC tornou-se o modelo de excelência da computação comercial.

Em novembro de 1985, o mundo mudou quando a Microsoft lançou o sistema operacional Windows 1.0.[22] Entre 1985 e 1992, a Microsoft fez vários *upgrades* no Windows e foi sucesso absoluto no mundo todo, seduzindo as empresas com a versão 3.1.[23] Daí em diante foi só alegria. A Microsoft passou a dominar o mercado do sistema operacional dos PCs, bem como a comandar uma parcela significativa do mercado de servidores que opera a rede e os sites comerciais, os bancos de dados corporativos e até mesmo os populares programas de e-mail dos dias de hoje. Embora a Apple Computers ainda esteja atuante hoje em dia, produzindo sistemas operacionais para computadores *desktop* e portáteis, sua participação no mercado de sistemas operacionais está bem abaixo dos 10%. Como resultado, a Apple garantiu seu sucesso migrando do segmento de produtos de PC, concentrando-se nos tocadores de música, como o *iPod*, e em serviços de *download*, como o iTunes. Sem esses produtos, a Apple já teria desaparecido há tempos.

Em 1991, a WWW foi lançada pelo CERN, Centro Europeu de Pesquisa Nuclear, o maior centro de física de partículas do mundo, que fica na fronteira franco-suíça, próxima a Genebra, Suíça.[24] Tim Berners-Lee, do CERN, é reconhecido pelo nascimento da WWW, ao criar a linguagem de formatação de texto (ou hipertexto) ou HTML (*hypertext markup language*), usada para exibir conteúdo de sites da rede via um navegador em operação num computador.[25] Em 2004, Berners-Lee foi formalmente reconhecido pelo seu feito e ganhou US$ 1,23 milhão, sendo agraciado com o maior prêmio mundial de tecnologia – o *Millenium Technology Prize* – concedido pela *Finnish Technology Award Foundation*.[26] Segundo o CERN, o primeiro servidor da rede nos Estados Unidos começou a ser produzido em dezembro de 1991 no *Stanford Linear Accelerator Center* (Centro de Aceleração Linear de Stanford), na Califórnia.[27]

Em 1993, o NCSA (*University of Illinois National Center for Supercomputing Applications* – Centro Nacional de Aplicações em Supercomputadores da Universidade de Illinois) lançou o programa de navegação Mosaic, com interface gráfica multimídia, para operar no Windows.[28] Esta tecnologia foi um dos desenvolvimentos mais importantes na história da internet, pois foi responsável pela exibição de páginas da rede, traduzindo a codificação HTML em documentos que pudessem ser lidos em linguagem comum. O resto da história dos programas de navegação pode ser resumido em duas empresas – Netscape e Microsoft. De acordo com o CERN, em 1993 o NCSA lançou a versão 1 do aplicativo de navegação Mosaic, que permitia aos usuários navegar pela internet num ambiente amigável e com o Windows em computadores que estivessem funcionando com um sistema operacional Unix.[29] Versões para outros sistemas de computador logo surgiriam e, no final de 1993, havia cerca de 500 servidores conhecidos na internet.[30]

Marc Andreessen, o líder da equipe de Illinois, e Jim Clark, um dos fundadores da Silicon Graphics, fundaram a Mosaic Communications em 1994, mais tarde rebatizada de Netscape Communications. Seu produto, o navegador Netscape Navigator, logo se tornaria um sucesso e foi aclamado por muitos como um dos mais importantes aplicativos criados na era moderna da computação. No final de 1994, a internet possuía cerca de dez mil servidores, dos quais dois mil eram para uso comercial, com aproximadamente 10 milhões de usuários assim que o serviço entrou no ar.[31] Em 1995, a Microsoft entrou na briga pela concorrência dos navegadores quando lançou o sistema operacional Windows 95, com um aplicativo de navegação acoplado, o Internet Explorer. O que ocorreu nos anos seguintes foi que a Microsoft travou uma briga acirrada para ganhar a liderança, principalmente ao superar o Netscape quanto à capacidade tecnológica, e porque praticamente davam o produto de graça, o que levou a Netscape a fazer o mesmo, porém um pouco tarde demais.

Um outro marco da história da internet ocorreu em 1995, quando a Digital Equipment Corporation (DEC) apresentou o potente site de busca Altavista.[32] A DEC logo adotou a internet e foi uma das primeiras empresas comerciais a lançar um site público na rede. O Altavista não demorou a se tornar o site da internet, por duas razões principais: primeira, tornou-se popular pela vasta quantidade de informação que parecia oferecer como resultado de um agressivo *spider* (programa que inspeciona a internet buscando sites) e da busca de sites públicos na rede; segunda, foi um sucesso com os usuários por causa da impressionante velocidade com a qual fornecia os resultados de busca.

Hoje em dia, os sites de busca são um desafio interessante para pais e educadores quando tentam proteger filhos e alunos dos perigos que espreitam na internet. Permitem que menores de idade acessem, com apenas algumas palavras digitadas na barra de busca, conteúdo que nem sempre é desejável. O Google é de longe o motor de busca mais popular disponível nos dias de hoje, com acesso rápido a bilhões de conteúdos, imagens e informações numa variedade enorme de línguas. Seu nome tornou-se um ícone da cultura popular e pode ser usado como substantivo (*Google*) e como verbo (*to google*, em inglês, e "googar", em português). É muito comum "googar" (ou buscar) por alguém na internet a fim de se saber mais sobre essa pessoa. Os fundadores do Google criaram esse nome a partir do termo *googol*, emprestado da matemática e que se refere ao número 1 seguido de 100 zeros.[33] O Altavista, embora não seja mais o site de busca número um da internet, ainda existe, e sua tecnologia foi licenciada e incorporada em muitos outros produtos comerciais de informática que fazem buscas extensas dentro de si mesmos.

Em 1998, cerca de uma década depois da fundação da empresa em Waterloo, Ontário, em 1984, a Research in Motion (RIM) apresentou o celular Blackberry, com editor de textos, acesso à Internet e e-mail.[34] Esse dispositivo único, às vezes chamado de *Crackberry,* por causa de sua natureza viciadora, é mais comumente chamado de *PDA* (*personal digital assistant – palmtop* ou computador de mão) e está entre as ferramentas mais populares usadas nos negócios e no governo, com milhões de assinaturas pagas. O Blackberry revolucionou a troca de mensagens eletrônicas ao compactar capacidades quase instantâneas de envio e recebimento, por não exigir que os usuários verificassem manualmente as novas mensagens. Isso difere amplamente de sites e provedores de *webmail,* em que os usuários têm que periodicamente verificar se receberam novas mensagens. Além disso, o pessoal da RIM (bem como de outros concorrentes de *PDA*) incorporou uma série de funcionalidades adicionais em seus produtos – o mais importante, troca de mensagem instantânea, além de voz e navegador de internet. Uso meu Blackberry como telefone, agenda, comunicador instantâneo, navegador e acho que seria quase impossível ficar sem ele para realizar minhas tarefas no serviço e em casa. O *PDA* é um grande feito da vida moderna, mas também complica nossa tarefa de proteger filhos e alunos, ao transferir o ponto de acesso de casa ou da escola para a palma da mão do usuário.

As últimas invenções que merecem reconhecimento são a noção e as capacidades técnicas dentro dos sites de relacionamento hoje em dia. Sites de relacionamento não passam de locais em que as pessoas interagem socialmente, trocam informações e se comunicam pela internet. Os sites mais populares desse tipo são o MySpace, o Xanga e o Facebook. Fundado em 2003, o MySpace é provavelmente o mais popular, com milhões de membros. Tais sites são, em geral, excelentes atrativos para pessoas que querem interagir e se socializar pela internet com muitos tipos diferentes de pessoas, que jamais irão encontrar pessoalmente. Usuários podem postar conteúdo, fotos, vídeos e listas de favoritos, bem como fazer amizades e até mesmo começar um romance com outras pessoas. Muitos sites também oferecem fóruns de bate-papo *on-line* com centenas de milhares de opções de tópicos. Embora populares dentre adolescentes e adultos também, é impressionante ver a quantidade de informações que os membros desses sites revelam sobre si a milhões de outros estranhos. É ali que reside o perigo para os menores de idade – que, em geral, acabam se expondo a tópicos polêmicos quando se conectam a tais sites, ou se colocam em risco ao se exporem demais a possíveis predadores sexuais. Esse tipo de relacionamento virtual está aqui para ficar e parece ser um método popular de socialização no ciberespaço.

Hoje em dia, a internet é usada por tantas pessoas que é difícil até mesmo amealhar dados estatísticos precisos, uma vez que milhares de novos usuários entram no mundo virtual diariamente. Segundo um artigo do diário *Wall Street Journal*, em maio de 2006, 143 milhões de americanos acessaram a internet de casa, com 72% deles interligados via uma conexão de alta velocidade.[35] Estatísticas compiladas da Computer Industry Almanac, empresa dedicada a publicar relatórios de pesquisa de mercado para o setor da tecnologia, mostra um crescimento inacreditável que está simplesmente aumentando cada vez mais:

- Em 1995, o número de usuários da internet era 45 milhões.
- Até 2000, esse número já havia alcançado os 420 milhões.
- Em 2005, o número de usuários da rede ultrapassava a marca de 1 bilhão.
- Até 2011, estima-se que o número de usuários ultrapasse a marca dos 2 bilhões.[36]

Dos mais de 1 bilhão de usuários atuais da internet, os seis países no topo da lista que compõem 50% do total de usuários são os Estados Unidos (18,3%), China (11,1%), Japão (8%), Índia (4,7), Alemanha (4,3%) e Reino Unido (3,3%).[37] Como um dos líderes no uso da internet, o número de usuários virtuais dos Estados Unidos chega próximo aos 200 milhões, o que representa pouco mais da metade da população total do país.[38]

Cada vez mais aumenta o número de crianças que usam computadores, seja em casa ou na escola. Segundo um estudo realizado pelo NCES (*National Center for Educational Statistics* – Centro Nacional de Estatísticas Educacionais), 91% das crianças norte-americanas com idade acima de 3 anos, que estão no maternal até o último ano do ensino médio, usam computadores, e 59% delas têm acesso à internet.[39] Apesar do número e do aumento de jovens que usam a internet hoje, ainda parece haver um divisor digital entre as etnias com acesso à internet em casa e na escola. O estudo do NCES vai além e relata que 54% dos alunos brancos têm internet em casa, contra 26% dos hispanos e 27% dos negros.[40] Quando o uso da internet é medido pelo nível de pobreza, o número de crianças que usa o recurso em apenas um lugar se inverte: dos que estão abaixo da linha da pobreza, 30% usam a internet em casa e 60%, na escola; dos que estão acima da linha da pobreza, 63% usam a internet em casa e 33%, na escola.[41]

Apesar dos privilégios de acesso, os desafios associados à proteção dos menores de 18 anos são bastante desanimadores diante de tais estatísticas, mas o que realmente assusta é que o crescimento previsto para o acesso à internet está relacionado ao aumento cada vez mais rápido de dispositivos móveis, tais como *smartphones* e *PDAs*, sobretudo porque a queda nos preços acaba levando esses aparelhos a mais grupos socioeconômicos. É aí que as coisas ficam mais delicadas quando tentamos controlar o uso desses aparelhos.

Mas por que tudo isso é importante para os pais? Porque tudo o que as crianças vão aprender ao longo das várias séries da escola até a universidade baseia-se na história recente do computador, nos protocolos e nos sistemas operacionais. Em suma, sem compreender os alicerces do mundo tecnológico, os pais não têm chance alguma de proteger seus filhos contra os riscos do mundo virtual.

RECOMENDAÇÕES

A internet é um recurso maravilhoso que oferece uma infinidade de informações, conhecimento, verdades, falácias e, sim, riscos, também. É a arena eletrônica do mundo, em que as empresas realizam seus negócios, comercializam e anunciam seus produtos e serviços, e bilhões de mensagens são enviadas e recebidas pelas pessoas. É o paraíso dos acadêmicos, um local para a idolatria a religiões, o canal de acesso dos pornógrafos de hoje e a super-rodovia secreta de predadores e criminosos. A maioria dos pais sente-se assustada com a informática e, ao mesmo tempo, maravilhada com os avanços ocorridos nas últimas décadas. Muitos adultos têm controle sobre suas vidas e ensinam os filhos a ter uma conduta pautada na moral e na decência, mas a maioria não sabe como orientá-los no que diz respeito aos conteúdos seguros e afastá-los das informações perniciosas que rondam a internet. Os pais que acham que conhecem os riscos e entendem de informática em geral, são os que menos sabem das coisas. A maioria compra pacotes de programas simples e medíocres destinados a apenas resolver parte do problema de segurança na internet.

Crianças e jovens com idades de 8 a 17 anos não estão sendo criados num ambiente semelhante ao do tempo da infância dos pais. As crianças de antigamente nem mesmo poderiam imaginar os tipos de pornografia pesada disponível ao alcance do clique de um mouse, nem mesmo prever o comportamento que os adolescentes de hoje em dia têm diante do computador. Para começar, faça uma lista de todos os aparelhos e programas que você tem e que podem fazer conexões à internet. As recomendações a seguir foram criadas para ajudar os pais a se preparar para o mundo virtual para que comecem orientar seus filhos com confiança, usando tecnologia.

- Não perca mais tempo, conheça tudo o que puder sobre os sistemas operacionais usados em sua casa. Leia atentamente as informações sobre contas do usuário, gerenciamento de senhas e privilégios para que tenha condições de criar contas de usuário eficientes com direitos limitados, impedindo que seus filhos façam a instalação de novos programas. Leia com atenção os detalhes de conta e privilégios do administrador. Contas com privilégios do administrador podem gerenciar o sistema operacional do computador, todas as contas e todas as senhas.

- Faça uma lista de todos os computadores da casa e escreva a identidade e as senhas dos usuários de cada pessoa que tem acesso à internet.
- Faça uma lista dos programas computacionais e dos números das versões usados em casa, inclusive e-mails, navegadores, ferramentas de mensagem instantânea, sistema de chamadas com voz da internet, programas antivírus, anti-*spam*, e programas de controle/monitoração de conteúdo da internet. Quanto mais aplicativos e aparelhos com acesso à internet, mais complexo será criar um ambiente computacional seguro. Um modo simples de fazer uma lista dos programas que operam em computadores que trabalham com o Windows é clicar no botão Iniciar, em seguida no Painel de Controle, e então Adicionar ou Remover Programas. O Windows cria uma lista dos aplicativos instalados no computador.
- Converse com seus filhos e pergunte o que fazem quando estão *on-line*. Fique perto quando estiverem acessando a internet. Se você encontrar resistência, seu filho poderá estar fazendo algo que queira esconder de você.
- Confira os sites consultados pelos seus filhos em todos os computadores com acesso à internet. Isso lhe dará uma ideia das atividades que realizam *on-line*, inclusive se visitam sites de conteúdo adulto e sites de relacionamento, como o MySpace ou o Facebook. Para verificar navegadores como o Internet Explorer, a partir do *menu* do navegador, clique em Exibir, em seguida Barra do Explorer, e então Histórico, uma lista de sites previamente consultados será exibida. Se preferir, use o atalho Crtl+H. Para outros navegadores, consulte o manual ou o item Ajuda na barra do *menu* principal.
- Vasculhe os computadores de casa em busca de fotos e vídeos. Procure todo e qualquer arquivo nos formatos *.JPG, *.JPEG, *.GIF, *.MPG, *.MPEG (estas são as extensões mais comuns usadas em

arquivos com fotos e vídeos). Isso lhe dará uma boa ideia daquilo que está armazenado após ter sido consultado. A navegação pela internet sempre deixa algum arquivo temporário, inclusive fotos. O modo mais fácil de descobrir é clicando duas vezes no ícone Meu Computador, em seguida em Pesquisar, selecionar os *links* de imagens, músicas ou vídeos, selecionar Imagens e fotos e Vídeos, em seguida clicar no botão Pesquisar.

- Faça uma lista de todos os aparelhos – *PDAs*, telefones, computadores, *laptops*, televisores etc. – que tenham acesso à internet.
- Pergunte a seus filhos quantas contas de e-mail têm, se utilizam programas de mensagem instantânea, se têm perfil em algum site de relacionamento e onde usam computador fora de casa. As perguntas sinceras incluem escola, biblioteca e a casa de outros colegas, o que pode, às vezes, ser o maior dos riscos. Esteja preparado para as mentiras.

2 DE VOLTA À ESCOLA

O treinamento é tudo.
O pêssego outrora foi uma amêndoa amarga.

- Mark Twain

TECNOLOGIAS DA INTERNET: CONCEITOS BÁSICOS

Preocupo-me com os pais de hoje. A maioria sente-se tecnicamente desafiada, frustrada com o fato de que seus adolescentes saibam mais coisas sobre computadores do que eles, e não sabem por onde começar para terem acesso ao que seus filhos fazem diante do computador e o que podem fazer, de modo preventivo, para protegê-los contra os riscos. Uma das sugestões principais deste livro é que os pais não percam mais tempo e se familiarizem com as tecnologias que seus filhos usam e estarão usando no futuro próximo. Trabalho com educação há mais de 10 anos, e minha tendência é discutir os alicerces associados a um determinado tópico antes de mergulhar nos detalhes, nas estratégias e nas recomendações. Este capítulo define alguns termos-chaves relacionados à tecnologia e descreve a razão pela qual os pais precisam conhecê-los, caso queiram adotar uma estratégia eficaz para manter seus filhos em segurança. Como já disse, a internet é composta de milhões de computadores interligados (microcomputadores e servidores), por meio de uma miríade de fios e aparelhos via provedores da internet (*ver* Figura 2.1). Todos os computadores têm sistema operacional, protocolos para conectá-los à rede e uma série de aplicativos (navegadores, e-mail, mensagens instantâneas etc.) que facilitam as atividades virtuais.

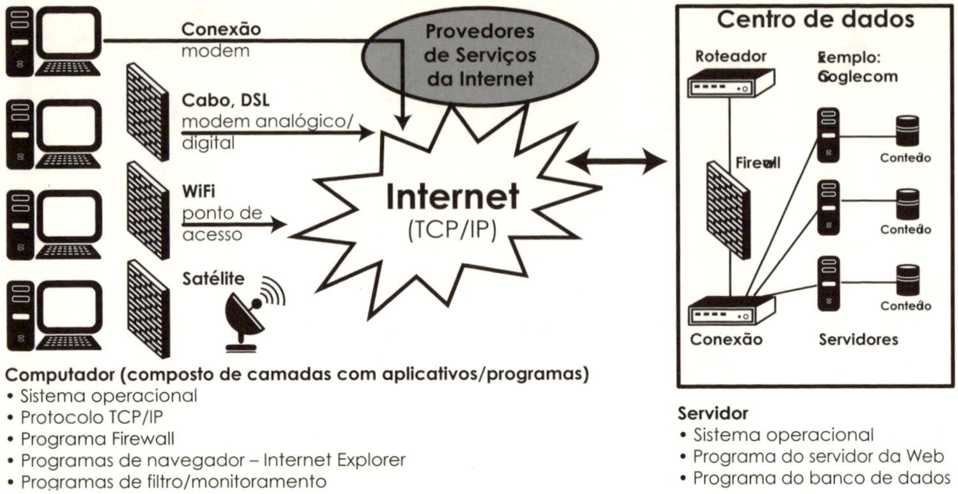

Figura 2.1. A internet e seus componentes

Como poucas pessoas leem glossários e, na tentativa de ajudá-lo a se familiarizar mais rapidamente com a terminologia ligada às tecnologias, este capítulo oferece a pais e professores informações básicas, seguidas de explicações, sobre alguns tópicos essenciais para que possam compreender por que a tecnologia é importante e relevante quando nosso objetivo é ajudar na proteção de nossos jovens. Por uma questão meramente prática, esses conceitos aparecem aqui em ordem alfabética.

Arquivos temporários da internet (*Temporary Internet Files*): arquivos armazenados no disco rígido do computador que contêm o conteúdo real (HTML, *webpages*, fotos, áudio, vídeos etc.) dos sites que foram visitados. Quando um usuário solicita uma *webpage*, a página e o conteúdo resultantes são, na realidade, baixados no disco rígido do computador solicitante, recuperados pelo navegador da internet e, então, exibidos. Assim que o navegador é fechado e o computador desligado, esses arquivos permanecem no disco rígido por algum tempo, a menos que o usuário os apague manualmente. Os arquivos temporários da internet em geral ficam em seus próprios subdiretórios e podem ser abertos e visualizados do mesmo modo que foram abertos e visualizados pela internet, sem precisar estar conectado à internet. A maioria dos navegadores tem configurações para se saber como tais arquivos são gerenciados. As opções incluem reservar um grande espaço temporário no disco para manter uma boa velocidade ao acessar os sites e apagá-los assim que o navegador for fechado. O parâmetro preestabelecido (*default*) é sempre deixar o navegador gerenciar uma quantidade suficiente de espaço, em geral uma pequena porcentagem do tamanho do disco rígido e, então, apagar arquivos temporários mais antigos à medida que novos sites e páginas são visualizados.

Importante: para que os pais possam ter uma ideia do que os filhos estão fazendo na internet, podem simplesmente usar o ícone Meu computador em busca dos diretórios apropriados e visualizar os arquivos ali armazenados. Um clique duplo num arquivo HTML deverá abrir e exibi-lo no navegador. A localização predefinida para os arquivos temporários da internet num computador com ambiente Windows XP da Microsoft é, em geral, armazenada num subdiretório de acordo com cada usuário. No meu computador, está armazenado no seguinte diretório: C:\Documents and Settings\Greg\Local Settings\Temporary Internet Files; num computador com interface em português, poderia aparecer da seguinte forma: C:\ Documents and Settings\Greg\Configurações locais\Temporary Internet Files. Meu navegador está automaticamente programado para armazenar até 596 megabytes de arquivos temporários da internet. A maioria dos navegadores também permite que os usuários visualizem esses arquivos com facilidade. No Internet Explorer, basta clicar em Ferramentas, *menu* principal, em seguida, Opções da internet, na aba Geral, Configurações e, então, Exibir arquivos. Recomendamos que os pais abram esses arquivos para verem o que seus filhos estão consultando na internet. Se o diretório dos arquivos temporários da internet estiver sempre vazio, seu filho pode estar deliberadamente apagando seu conteúdo na tentativa de eliminar pistas que revelem suas atividades *on-line*.

Bate-papo/sala de bate-papo: lugar em que o usuário de um computador entra para um bate-papo virtual com outros usuários. O bate-papo é uma atividade em tempo real, bastante comum na internet. Nem todas as salas de bate-papo são nocivas, mas fique de olho – há muitos sites de bate-papo com conteúdo adulto e sexual em que se conversa sobre sexo explícito (hetero e homossexual), sadomasoquismo, *bondage* (fetiche com algemas, cordas, coleiras etc.) e até mesmo bestialidade. Para participar de uma conversa virtual, basta ao usuário entrar numa sala de bate-papo. Há centenas de milhares de salas de bate-papo mantidas e, às vezes monitoradas, por uma gama variada de provedores da internet.

Importante: os pais devem compreender os riscos de deixar os filhos terem acesso às salas de bate-papo ou de entrarem nelas. Muitas crianças usam um *nick* (abreviação de *nickname*, ou seja, apelido) quando entram nas salas de bate-papo para esconder sua verdadeira identidade. Os predadores na internet fazem o mesmo, quase sempre se fazendo passar por outros adolescentes na tentativa de iniciar um papo que possa incentivar o jovem a revelar informações pessoais que possam, por sua vez, levar as pessoas a se encontrarem pessoalmente.

Blog: tipo de diário ou agenda virtual na internet (o termo é a contração de *Weblog*). Muitos sites de relacionamento, como o MySpace, têm recursos que permitem que seus membros postem mensagens, conteúdo, imagens e vídeos na rede com visualização semiprivativa ou pública. O interessante é que cada vez mais jovens estão usando alternativas para o MySpace, uma vez que os pais já conhecem essas atividades e as estão bloqueando. Há muitos sites alternativos que trazem os mesmos riscos, e os pais precisam conhecê-los e tratar os *blogs* como uma categoria e não apenas como um nome. Programas de monitoração no modo oculto podem funcionar muito bem neste caso, ao permitirem que os pais vejam exatamente o que os filhos estão fazendo diante do computador.

Importante: as atividades com *blogs* podem ser uma grande diversão, mas também um perigo em potencial. As crianças tendem a postar e a expor informações demais na rede, o que acaba colocando-as em contato com conteúdos e solicitações perigosas, autorizados e não autorizados. Predadores sexuais sempre buscam endereços e outros dados pessoais que possam usar para abordar suas vítimas. Os pais precisam saber se seus filhos usam *blogs*, o que postam, e se correm algum risco. Programas de monitoramento da internet são um modo bastante eficiente de se fazer isso.

Cache: espaço no disco rígido em que os arquivos são armazenados durante o uso normal de um computador. Essas áreas, que podem ser permanentes ou temporárias, são usadas para acelerar as transferências de dados e certos tipos de atividades, como, por exemplo, navegar pela internet. Exemplos de *cache* incluem arquivos e diretórios temporários, quando usamos processadores de texto ou programas de planilha eletrônica. Os fabricantes de aplicativos em geral projetam um recurso de segurança (*back-up*) que guarda uma cópia do arquivo com qual esteja trabalhando para você protegê-lo e não apagá-lo por engano.

Importante: a maioria dos navegadores tem configurações pre-definidas que armazenam as páginas da rede visitadas num *cache* no disco rígido. As crianças que querem esconder suas atividades na internet, em geral, apagam o *cache* com um simples clique do mouse no *menu* de configurações do navegador. Para aqueles que não apagam o *cache* manualmente, o navegador administra o *cache* como lhe convém, apagando o conteúdo antigo à medida que os arquivos ficam grandes demais. Se não forem apagados, você pode verificar uma quantidade razoável dos arquivos ou das páginas da internet que seus filhos tenham visualizado anteriormente, bastando, para tanto, consultar o diretório do *cache* e abrir os arquivos num navegador. Trata-se de uma maneira simples de ter uma ideia do que seu filho anda fazendo na internet. Se o *cache* no seu computador estiver sempre vazio ou tiver sido apagado, seu filho pode estar tentando esconder algo de você.

Contas/privilégios do administrador: as contas do administrador controlam o que outras contas naquele computador podem fazer, como, por exemplo, que diretórios podem acessar ou até mesmo que programas podem executar. A maioria dos sistemas operacionais dispõe de uma conta do administrador. O Windows XP dispõe desse recurso de segurança, o qual pode ser usado para criar contas de outros usuários num computador pessoal.

Importante: os pais podem criar contas para seus filhos de modo que possam bloqueá-las para determinados programas, caso sejam prejudiciais ou conflitantes com seu tipo de trabalho. É comum que os pais criem contas separadas para cada um de seus filhos e adicionem programas que cada um possa ver e executar. Assim, é possível bloquear a internet para um e permiti-la para outro, usando uma conta de administrador associada com o sistema operacional do computador. Além disso, os principais programas de controle e de monitoração exigem direitos administrativos ou têm que ser instalados por meio da conta do usuário-administrador. *É essencial, portanto, que os pais saibam e guardem a senha de todas as contas administrativas dos computadores de sua casa.* Se seus filhos mudarem a senha da conta, você será capaz de reconfigurá-la.

Cibersexo: refere-se às discussões sobre sexo ou aos bate-papos que versam sobre sexo ou atos sexuais. Alguns sites de conteúdo adulto permitem esses tipos de bate-papo virtual e incorporam vídeos em tempo real que mostram cenas de sexo ou atos sexuais ofensivos.

Importante: os pais precisam estar cientes de que na internet há muito mais do que alguns sites de conteúdo adulto e sites ofensivos que permitem a visualização de fotos com pessoas nuas ou de cenas de sexo.

Um bom programa de controle de conteúdo da internet provavelmente impedirá o acesso à maioria desses sites, mas os fabricantes de programas simplesmente não conseguem acompanhar a grande quantidade de novos sites, nem conseguem descobri-los, visto que muitos se escondem atrás de nomes bastante inocentes. O sexo cibernético também pode ocorrer via o uso de outras tecnologias comuns, tais como e-mail ou mensagens *on-line*. Para se inteirar mais rapidamente sobre o que há na rede, simplesmente digite uma das seguintes palavras de busca e se prepare para ver alguns materiais de pornografia pesada: xxx, porn, cybersex ou sexo. Os pais precisam usar uma série de tecnologias que filtrem conteúdos da internet, adotar políticas e regras de uso do computador e, se necessário, instalar programas no modo oculto para descobrir o que exatamente seus filhos andam fazendo quando estão *plugados* na rede.

Cookie: pequeno arquivo deixado num computador pelo site que tiver sido visitado. Um *cookie* pode armazenar informações sobre quem visitou o site, como, por exemplo, nome, número da conta, última visita, preferências do usuário, informações sobre compras *on-line* ou até mesmo a senha usada para acessar tal site. Muitos bancos e sites profissionais usam esse recurso para reconhecer seus clientes com uma mensagem de boas-vindas (Bem-vindo, Greg!), assim que voltar a acessar o site. Os navegadores também podem ser configurados para avisar os usuários assim que um *cookie* estiver prestes a ser descarregado e colocado no disco rígido. Usuários que ativam tal recurso podem simplesmente aceitar ou rejeitar o *cookie*.

Importante: os *cookies* podem ser usados para descobrir os caminhos trilhados do internauta. Muitas crianças aceitam *cookies* por causa do sistema de seus e-mails, assim não têm que ficar digitando a senha toda vez que entrarem na rede para verificar novas mensagens. Em suma, os *cookies*, em sua essência, são uma tática útil aos criadores de sites, mas uma forma sutil de invasão de privacidade. As crianças que quiserem esconder dos pais os sites visitados sempre apagarão os *cookies* armazenados em seus computadores assim que terminarem suas atividades na internet. Para apagá-los, basta clicar no *menu* de configurações do navegador. Os pais que quiserem saber o que os filhos fazem na internet podem visualizar o diretório de *cookies* do navegador. Consulte o manual do seu navegador preferido ou simplesmente pesquise "ajuda *cookies*" e você obterá mais informações.

Criptografia: normalmente refere-se a um programa ou algoritmo que cifra as mensagens, o conteúdo, os sites etc. de um computador a outro. Basicamente, torna a comunicação *on-line* praticamente impossível de ser interceptada, lida ou monitorada. O governo norte-americano mantém chaves de criptografia para destravar e visualizar sessões seguras, mas os pais não têm acesso a isso para descobrir o que seus filhos estão fazendo na internet.

Importante: cada vez mais sites, inclusive de pornografia pesada e ferramentas de mensagem instantânea, estão usando a criptografia para não deixar que programas e *firewalls* (dispositivos utilizados para controlar o acesso entre redes de computadores) impeçam sua entrada nos computadores pessoais. A maioria dos computadores domiciliares e corporativos permite que sessões criptografadas entrem na internet, em geral por meio da porta 443 num *firewall*. Todas as operações bancárias, negociações de ações *on-line* e sites financeiros usam a criptografia para que essas transações sejam seguras. Ao criptografar um site pornográfico ou uma sessão de mensagem instantânea, os donos de sites estão tentando fazer com que seja mais difícil bloquear o acesso a seus sites. Os Capítulos 5 e 6 se aprofundarão em estratégias de detecção e bloqueio de conteúdo pornográfico, seja um site criptografado ou não. Monitoração no modo oculto quase sempre funciona para se descobrir o que seus adolescentes estão fazendo na internet – seja a sessão criptografada ou não.

Disco removível: pequeno dispositivo portátil capaz de armazenar grandes quantidades de arquivos e dados; também chamado de *pen drive* ou *flash drive*. A maioria dos discos removíveis se conecta aos computadores via uma porta USB, em geral, na parte dianteira ou traseira de um computador. Dispositivos mais novos e maiores, às vezes com capacidade para vários *gigabites*, podem armazenar milhares de arquivos. Esses dispositivos são, em geral, minidiscos rígidos capazes de armazenar arquivos permanentemente após terem sido usados num computador.

Importante: os discos removíveis ou *pen drives* são pequenos e portáteis, tornando-se ideais para adolescentes que queiram armazenar e, possivelmente, esconder algum conteúdo de seus pais. Caso um arquivo baixado do e-mail ou da internet seja gravado apenas num *pen drive* e não num disco rígido de um computador de mesa, é praticamente impossível para os pais descobri-lo. Portanto, preste atenção aos dispositivos que são conectados ao computador de casa quando seu filho estiver navegando na internet e, se necessário, instale programas de monitoramento capazes de mostrar todas as atividades de seus filhos, incluindo o armazenamento ou a cópia de conteúdo a partir de pequenos dispositivos portáteis. Caso seu filho tenha um desses aparelhinhos, não deixe de fazer uma vistoria de vez em quando. Veja qual o tipo de conteúdo ali gravado e não aceite "não" como resposta. Caso a criança resista para entregar o *pen drive*, é bem provável que esteja escondendo algo. Se você pensa que as crianças de hoje não são criativas e sempre entregarão aos pais conteúdos polêmicos e questionáveis – está redondamente enganado. Até mesmo os certinhos têm algo a esconder e são curiosos. Voltando ao meu passado – *nunca* me passou pela cabeça entregar aos meus pais a revista *Playboy* que ganhei como presente de aniversário do meu amigo. Estava numa curiosidade só e fiz de tudo para escondê-la. Seus filhos não são diferentes – são crianças boas, curiosas e vão deixar de lhe contar certas coisas à medida que forem crescendo.

Domínio: identifica o nome do computador (PC ou servidor) em que uma página da *web* ou um documento em especial esteja armazenado. Por trás de todo domínio, há um endereço único chamado endereço IP, que identifica o computador com exatidão. No exemplo www.google.com.br, google.com.br é o domínio. A extensão .br identifica o país, neste caso Brasil; a extensão seguinte indica o tipo de organização ou empresa, .com significa que a organização é comercial, .edu que é educacional, .org que é sem fins lucrativos, .mil que é militar (E.U.A.), .gov que é governamental e assim por diante.

Importante: o domínio informa a você onde a criança esteve na internet. A maioria dos programas de acesso e monitoração dos computadores fornecerá uma listagem dos endereços e dos sites pelo domínio que seu filho visitou. Cuidado – nem todos os domínios são tão amigáveis quanto parecem. Um simples nome pode facilmente estar hospedando ou exibindo material inapropriado aos seus filhos; portanto, você deve ir além do simples nome para descobrir o que está por trás da porta de entrada de um site. Por exemplo, *www.whitehouse.com* contém conteúdo adulto, já *www.whitehouse.gov* é que é o verdadeiro site da Casa Branca.

E-mail: ou correio eletrônico é a forma mais comum de comunicação nos dias de hoje. Quase todas as pessoas que entram na internet têm uma ou mais contas de e-mail. Algumas são gratuitas, outras pagas, como aquelas que carregam um nome de pessoa no domínio (Por exemplo, person1@

gregorysmith.com). Existe uma gama variada de programas de e-mail no mercado; alguns são pré-instalados no computador, e outros são baseados na *web* e assim precisam apenas ser acessados por meio de um navegador.

Importante: contas de e-mail baseadas na *web* são mais comuns entre os adolescentes do que as que estão associadas a um programa pré-instalado num computador. Por quê? Simplesmente porque a criança com acesso à internet pode obter uma dessas contas sem que seus pais saibam. Os riscos que o e-mail traz para os menores de idade incluem mensagens não solicitadas de empresas e de estranhos, umas com conteúdo adequado, outras com conteúdo e imagens de sexo explícito, ou *links* de sites pornográficos. O Capítulo 7 apresentará mais detalhes sobre esse tópico, inclusive sobre quando permitir que seu filho tenha uma conta de e-mail e como monitorá-la para minimizar riscos.

Endereço IP: é o número identificador único de um computador, em geral associado a uma placa de rede que é normalmente instalada ou enviada com a maioria dos computadores ou aparelhos dos dias de hoje. Em suma, o endereço IP funciona mais ou menos como o RG de um computador ou o dispositivo ativado pela internet que opera o protocolo TCP/IP, que tem a função de se conectar a uma rede de dados interna ou à internet por meio de uma conexão com ou sem fio. Um endereço IP consiste de quatro sequências de números separados por pontos, e o endereço pode ser tanto privativo (um que não seja registrado e exposto ao público) ou público. Exemplo de um endereço IP é 24.120.220.165. O provedor de internet oferece ao usuário acesso à internet destinando-lhe um IP fixo, às vezes chamado de endereço IP estático; ou um endereço dinamicamente alocado assim que um computador se conectar. A maioria das conexões analógicas da internet usa endereço IP dinâmico porque pode ser reutilizado pelo provedor de internet quando o usuário não estiver mais *on-line*. Porém, muitos usuários não comerciais (sobretudo em países desenvolvidos) estão se conectando à internet mais via conexões digitais, que são alocadas por períodos mais longos de tempo. Assim, o endereço IP de um computador domiciliar nos Estados Unidos pode muito bem estar sempre conectado e ser estático.

Importante: os pais não precisam saber se o seu computador contém endereços IP privativos ou públicos, mas precisam compreender que todo aparelho ou computador que se conecta à internet provavelmente tenha um endereço IP separado e passa por um tubo ou canal até conectar-se à internet. Os adolescentes com aparelhos de acesso à internet sem fio, acoplados aos *laptops,* impõem aos pais um desafio interessante, uma vez que podem acessar a internet por meio de uma conexão fora de casa. Além disso, o uso de *PDAs* também será uma complicação para os pais que quiserem manter o controle de seus filhos. Meu Blackberry pode burlar pesados filtros de conteúdo ativados em casa ou no trabalho, e os relatórios de uso por usuário não são vistoriados pela provedora por falta de funcionários. (Haverá mais detalhes sobre esse risco em capítulos posteriores, e mais sugestões de como atenuar esses riscos serão apresentadas.) Para obter rapidamente a configuração TCP/IP de um computador que opera com o Windows, abra o *Menu* "Iniciar" (via Iniciar, Executar) e digite "ipconfig" e pressione OK. Os resultados incluem o endereço da interface da internet (com ou sem fio – alguns computadores têm os dois) junto com outras informações técnicas adequadas aos profissionais da TI. O comando "ping" também pode ajudar a identificar o endereço IP de um outro computador ou site. Apenas digite "ping" seguido do endereço IP completo ou o endereço do site (exemplo: ping www.microsoft.com) e pressione *Enter*. Os resultados mostrarão o tempo, geralmente em milésimos de segundo, que você leva para se conectar com o outro computador (ou com o seu mesmo, caso digitar seus próprios dados). À medida que os pais ficam mais familiarizados com os conceitos da internet, o comando "ping" cai como uma luva para identificar e testar conexões em pontos de acesso sem fio, *firewalls* e outros computadores da casa que estejam conectados à rede. Assim que seus filhos estiverem na adolescência, já estarão com esses conceitos mais do que aprendidos, e será mais difícil acompanhar o seu progresso sem a ajuda do *Geek Squad.*[1*]

Firewall: pode ser um dispositivo ou um aplicativo. Seu propósito é bastante simples – impedir que vírus nocivos e conteúdos indesejados invadam seu computador. Todavia, a instalação e a manutenção da maioria dos *firewalls* são complexas e exigem um pouco mais de conhecimento em informática do que o simples navegar pela internet. Muitas empresas têm dispositivos potentes e sofisticados para proteger as informações de seus negócios. Os computadores particulares são em geral protegidos por um ou mais programas *firewall*. Alguns já fazem parte do sistema operacional, como o *firewall* da Microsoft, ao passo que outros são baixados e instalados. Acredito no famoso ditado popular, "quanto mais caro, melhor". O produto

1 [*] *Geek Squad* (algo como "Esquadrão dos *Nerds*"), subsidiária do Best Guy Company, sediada em Richfield, Minnesota, cujo objetivo é prestar serviços de emergência 24 horas por dia a todos que estiverem com problemas em seus computadores e aplicativos.

gratuito da Microsoft embutido no sistema operacional do Windows é, na melhor das hipóteses, suficiente. Porém, vale a pena dar uma olhada numa versão chamada BlackICE (www.blackice.iss.net). Eu particularmente uso uma combinação de produtos da Microsoft e da F-secure e os configuro para bloquear tudo (informações que entram e que saem do meu computador) exceto aquilo que quero que navegue pela internet. Em suma, um *firewall*, quando combinado com um programa de antivírus, é o guardião do fluxo de informações que seu computador recebe ou que envia para a internet – daí sua grande importância.

Importante: assim que as crianças atingem a adolescência, já conhecem a tecnologia do *firewall*, o que o programa é capaz de bloquear e liberar, e como reconfigurá-lo para permitir o tipo de conteúdo que desejam ver. Assim, os pais precisam se familiarizar com o *firewall* o mais rápido possível e bloqueá-lo para evitar que seus filhos modifiquem suas configurações. Se configurados adequadamente, os *firewalls* conseguem bloquear o acesso a sites de compartilhamento de arquivos, a sites pessoais e, se necessário, a sites FTP. Os *firewalls*, usados em conjunto com programas de monitoração, programas de controle e rígidas regras impostas pelos pais; podem tornar o uso da internet em sua casa seguro. Os *firewalls* também protegem seus computadores pessoais contra possíveis ameaças, inclusive contra vírus e *spywares* (programas usados para monitorar atividades de um sistema e enviar as informações coletadas para terceiros), ao somente permitir que as portas e os serviços que você queira que entrem e saiam de seu computador estejam conectados à internet.

FTP (file transfer protocol – protocolo de transferência de arquivos): protocolo destinado ao *downloading* (descarregamento) ou ao *uploading* (carregamento) de arquivos. Os sites de FTP são simples servidores que facilitam o descarregamento e o compartilhamento de conteúdo. A maioria das empresas tem sites FTP, assim seus clientes podem baixar programas de atualização ou corrigir possíveis falhas nos programas que fabricam e comercializam. Os sites FTP são sites de compartilhamento não muito confiáveis. Alguns são seguros, e outros são completamente abertos ao público. Os sites FTP têm a seguinte configuração: ftp://username@ftp.company.com, cujo acesso pode exigir ou não uma senha de usuário.

Importante: alguns adolescentes que compartilham arquivos em sites FTP podem criar um servidor FTP em seu próprio computador, se tiverem direitos de administrador. Caso tenham, podem baixar conteúdo de outros ou transformar seu computador residencial numa vitrine da internet sem que você saiba, provavelmente expondo conteúdo pessoal sobre si mesmo e sua família. Além disso, há uma variedade de sites FTP que oferecem pornografia pesada com nomes criptografados, o que torna mais difícil para os pais descobrirem. Nem todos os sites FTP são bloqueados por programas de controle e podem, portanto, apresentar riscos aos adolescentes por causa de seu conteúdo. Os sites FTP são uma alternativa para se obter conteúdo de sites padrão da rede. O bloqueio de sites FTP é um serviço disponibilizado no *firewall*; porém, nenhum site FTP poderá ser acessado. Esses sites precisam ser administrados e monitorados como qualquer outro site. Os Capítulos 5 e 6 apresentam modos de monitorar e bloquear sites FTP, caso seja necessário.

Hacker: pessoa que tem a intenção de infectar seu computador com um vírus ou com um programa que pode comprometer informações e arquivos ou roubá-los de seu computador.

Importante: sem *firewall*, sem antivírus, sem anti-*spyware* e sem programas de controle de conteúdo, seu computador corre risco. As crianças hoje em dia têm um modo curioso de expor seu computador a riscos simplesmente por causa dos sites que visitam. Muitos programas de jogos instalam programas no seu micro e criam saídas secretas para a informação, como senhas bancárias de serviços *on-line*, que podem ser apanhadas por um *hacker*. Os pais precisam ter controle sobre seus filhos para protegê-los contra os perigos da internet, bem como para proteger as informações armazenadas em seus computadores.

HTML (*hypertext markup language* – linguagem de marcação de hipertexto): trata-se da linguagem de formatação, criada por Tim Berners-Lee, capaz de dar formato a textos, imagens, sons e vídeos de páginas da internet.

Importante: assim que as crianças atingem mais ou menos os 12 anos, já possuem conhecimento suficiente para criar páginas da *web* por meio de uma ferramenta ou por meio de uma codificação manual. Algumas das etiquetas (*tags*), em geral metaetiquetas (*metatags*), em seus sites podem divulgar o site a vários sites de busca. Os pais precisam aprender como visualizar o código fonte das páginas de seus filhos para verem quem estão tentando atrair na internet. Isso pode ser facilmente descoberto num navegador, selecionando Exibir (*Show*) – código fonte (*source code*) a partir do *Menu* do navegador na página que você quiser ver. Procure pelas palavras logo após a etiqueta <meta name="KEYWORDS">, que se referem ao que os sites de busca utilizam para construir seus bancos de dados.

HTTP (***hypertext transfer protocol*** **– protocolo de transferência de hipertexto**) e **HTTPS**: são os principais protocolos que permitem que um navegador se comunique com um servidor da internet. O *S* no final de HTTP indica que se trata de um site seguro.

Importante: sites que usam HTTP não são seguros. Sites que usam HTTPS são criptografados e normalmente são seguros, como, por exemplo, os sites de serviços bancários *on-line*. No entanto, cada vez mais sites pornográficos estão usando HTTPS para burlar as regras de um *firewall*, que tenta bloquear seu acesso. Os pais deveriam adotar como prática constante a vistoria da lista dos sites que seus filhos visitam, sobretudo, os criptografados.

Hyperlink: o *link* de uma página a uma outra, a um site ou a um documento postado num computador.

Importante: muitos adolescentes têm um ou mais sites pessoais, e o texto sozinho nem sempre revela o que está no site. Um *link* a uma outra página ou a outro documento pode receber o nome ingênuo de *lição de casa*, porém, na realidade, pode ser o *link* a outros tipos de conteúdo, como imagens e vídeos. A maioria das crianças não entende que está correndo risco quando entra na internet ou expõe informações íntimas demais. É comum também o fato de as crianças esconderem algum tipo de conteúdo de seus pais em *links* que tenham sido aprovados exatamente por eles (os pais). Portanto, dê uma espiada até mesmo nos nomes menos suspeitos.

Internet: como apresentado anteriormente, a internet é um conjunto de milhões de computadores interligados por conexões analógicas, digitais e, às vezes, por conexões via satélite que fazem uso de protocolos de computador, dispositivos de rede, ferramentas de segurança e provedores de internet, possibilitando que empresas e pessoas acessem e compartilhem informações. As informações na internet consistem de pesquisa, conteúdos educativos, comércio e material promocional, informações sobre produtos e serviços, sobre programas computacionais e, sim, conteúdo e pornografia pesada adulta e infantil questionáveis.

Importante: os pais têm a obrigação e o direito de ajudar a proteger seus filhos e outros menores de idade contra os perigos que rondam a internet. Além disso, pais e professores precisam conhecer melhor os componentes e os dispositivos que conectam seus micros à internet, os riscos, bem como as ferramentas para monitorar, bloquear e filtrar conteúdos inapropriados, para que possam adotar estratégias adequadas e garantir a segurança dos internautas menores de idade. Grande parte dos adolescentes está se tornando especialista na internet, e os pais precisam acompanhar os tempos e assumir um papel pró-ativo ao concederem permissão e acesso à internet via uma variedade de aparelhos e conexões que estão aí no mercado hoje em dia.

Java: linguagem de programação desenvolvida pela Sun Microsystems com o objetivo de poder ser executada em vários tipos de computador, aparelhos e sistemas operacionais. No entanto, os aplicativos originalmente feitos para funcionar em computadores pessoais instalados com o Windows da Microsoft precisam de uma versão específica do sistema operacional ou do navegador do Windows para funcionar adequadamente.

Importante: aplicativos na linguagem Java vieram para ficar e cada vez mais pessoas estão empregando a linguagem Java para criar seus programas, permitindo, assim, que rodem em qualquer plataforma computacional, incluindo plataformas do sistema operacional da Macintosh, do Windows PC, da Unix, de computadores de mão, de celulares e de muito mais. O aparelho Blackberry contém um aplicativo integrado em linguagem Java que permite instalar programas na linguagem Java no próprio computador de mão. Os aplicativos em linguagem Java podem operar num computador como um arquivo *plug-in* (que permite a instalação temporária), ou como um programa previamente instalado no equipamento. A maioria dos navegadores permite que os administradores do computador instalem proteção de segurança, dando-lhes a opção de permitir ou impedir o uso de aplicativo em linguagem Java. Por quê? Porque tais aplicativos podem ter acesso a arquivos e informações num computador e possivelmente transmitir informações comprometedoras a *hackers* se o aplicativo tiver sido feito com esse propósito. O que resta aos pais fazerem neste caso, então? Não muito, porque eles quase nunca sabem quais aplicativos podem ser nocivos ou não. O importante, no entanto, é apenas instalar ou executar programas na linguagem Java adquiridos de empresas confiáveis. Evite o *download* (bloqueando o recurso de instalar novos programas no item nível de segurança em Opções no navegador do computador de seu filho) de qualquer tipo de programa, em linguagem Java ou em outra, a partir de sites de jogos, que, em geral, são usados para o depósito de *spywares* ou programas destinados a roubar informações pessoais armazenadas nos computadores.

JavaScript: linguagem de programação para criação de *scripts* (conjuntos de informações para um programa) usada por programadores de computação para criar efeitos especiais, sons etc. em páginas de aplicativos da rede. Diferentemente da linguagem Java, ela não impõe a mesma ameaça de acesso às informações armazenadas num computador local. Usos comuns da linguagem JavaScript incluem a validação de dados inseridos num formulário, como, por exemplo, e-mail, CEP, estado, ou país. A linguagem JavaScript pode ser executada em computadores locais após os arquivos serem baixados do site que está sendo acessado. A grande maioria dos navegadores oferece a possibilidade de desativar a linguagem JavaScript; no entanto, a maioria dos usuários a deixa ativada.

Importante: essa tecnologia tem muito mais a ver com o desempenho dos sites e dos aplicativos do que com segurança. Quanto mais lenta for a conexão de internet, mais lenta será a disponibilização de páginas com a linguagem JavaScript embutida nelas e mais tempo será necessário para processar ou submeter formulários *on-line*. Uma conexão de internet banda larga permite que a linguagem JavaScript funcione numa velocidade mais alta. Aqui você não corre nenhum risco.

Jogadores virtuais: adeptos de *games* jogados pela internet. Muitos jovens jogam *on-line* ou jogam *videogames* como um mecanismo para aprender algum tipo de técnica, como soletração, até mesmo matemática e gramática. Alguns jovens criam uma obsessão por jogos virtuais, muitos dos quais oferecem a possibilidade de comunicação *on-line* em tempo real e têm salas de bate-papo em que esses jovens compartilham segredos sobre seus jogos prediletos.

Importante: o hábito de jogar pode se transformar em vício e afetar as crianças de modo negativo, até mesmo tornando-as mais reclusas e antissociais. Além disso, os predadores da internet usam sites de jogos para encontrar suas presas; num primeiro momento, estabelecendo relações com eles e, depois, conseguindo informações pessoais. Os jogos virtuais hoje em dia não são inteiramente inocentes.

Mensagem instantânea ou mensageiro instantâneo (IM – *instant messaging*): este tipo de mensagem virou mania na forma como as pessoas se comunicam. Adolescentes e adultos estão aderindo à nova onda para se comunicar. Muitos aparelhos e serviços de mensagem instantânea são gratuitos. Entre os mais populares estão Yahoo! Messenger, MSN, e AOL Instant Messenger. Diferentemente do e-mail, as ferramentas de mensagem instantânea mostram quando um outro usuário está *on-line*.

Importante: o mensageiro instantâneo é uma ferramenta comum entre os predadores sexuais da internet. Grande parte do acesso é feita somente pelo provedor de internet, e também permite que arquivos sejam enviados de um computador a outro sem o acesso ou o acompanhamento adequado dos pais, ou seja, não há como saber o histórico dos registros ou das chamadas. Muitos programas de mensagem instantânea também criptografam os dados durante sua transmissão a fim de burlar ferramentas desenvolvidas para bloquear o serviço e ativar recursos do *firewall*. Por último, mas não menos importante, muitas ferramentas de mensagem instantânea permitem que os usuários enviem e recebam chamadas de voz pela internet. Embora esta seja uma tecnologia admirável e "maneira", os pais não têm registro das chamadas, de quem fez a ligação, nem do conteúdo; em suma, seus filhos podem muito bem estar conversando com um estranho ou com um predador sexual. O mensageiro instantâneo está em franca ascensão, e há projeções de que seu uso ultrapasse o do e-mail até 2010 ou 2012, tornando essa tecnologia um desafio real que os pais deverão monitorar. O Capítulo 8 apresenta mais detalhes sobre o mensageiro instantâneo e oferece aos pais recomendações de como monitorar e controlar os riscos ali envolvidos.

Mensagem de texto: este tipo de mensagem é bastante popular entre os jovens, mas também é muito usado por adultos. Basicamente, este tipo de mensagem significa enviar, de um aparelho a outro, uma simples mensagem sem recursos gráficos ou anexos. A forma mais comum desse tipo de mensagem é feita por meio de telefones celulares providos dessa funcionalidade. Muitas operadoras cobram por esse serviço; algumas nos Estados Unidos cobram até 10 centavos de dólar por mensagem, assim, fique atento aos custos extras na conta telefônica de seus filhos. Há também outros recursos de mensagem de texto disponibilizados em vários sites da internet que possibilitam o envio de simples mensagens de uma pessoa a outra.

Importante: os pais precisam compreender os riscos que estão por trás das mensagens de texto, sobretudo quando falamos de adolescentes. Cada vez mais publicidade e mensagens não solicitadas chegam a celulares com o recurso de mensagem instantânea e, assim, expõem as crianças a informações que não lhes dizem respeito. Além disso, esse tipo de mensagem não deixa nenhum registro para que os pais possam rever esse conteúdo. Porém, os pais sempre podem verificar as mensagens recebidas e enviadas pelas crianças via e-mail e podem até mesmo configurar recursos de encaminhamento que lhes permite ver todas as mensagens recebidas. No fundo, as mensagens de texto passam despercebidas pelos pais, deixando as crianças com toda a liberdade para se comunicar sem qualquer monitoração de seus responsáveis. Analise com cautela quando conceder a seus filhos esse tipo de tecnologia e, o mais importante, tenha certeza de que estejam prontos para assumir tal responsabilidade.

Modem analógico/digital: equipamento que efetua a conexão entre um computador ou vários computadores à internet. Basicamente é sua conexão direta a um provedor de internet, cuja função é conectar os computadores a uma rota na internet.

Importante: os pais não precisam conhecer todos os detalhes de um modem analógico ou digital, basta saber que é o equipamento que conecta um computador à internet. À medida que a tecnologia se torna mais avançada, os aparelhos sem fio estão cada vez mais comuns. Assim, hoje em dia é possível conectar um computador à internet por meio do cabo ou do aparelho digital de outra pessoa caso esse computador permita uma conexão sem fio. Mas por que isto é importante? Se a velocidade de sua conexão à internet está ficando lenta e você tem um equipamento sem fio ou um ponto de acesso conectado ao seu modem analógico ou digital, alguém pode estar fazendo uso indevido de sua conexão. Caso as informações recebidas ou enviadas por meio daquela conexão não sejam encriptadas, podem estar sendo interceptadas.

Sites de busca: também conhecido como site de pesquisa, máquina de busca, mecanismo de busca ou buscador; tal dispositivo é uma das maiores invenções da computação, bem como um dos maiores riscos para que menores de idade acessem material inapropriado. Hoje em dia, há uma enorme variedade de motores de busca na internet, entre os mais populares estão: o Google, o Ask, o Altavista, o Yahoo! e o MSN. Esses mecanismos fazem pesquisas constantes pela internet, à procura de novos conteúdos para catalogá-los em seus bancos de dados. Alguns buscadores oferecem mais conteúdo do que outros. Num recente teste de busca com a mesma palavra-chave "*sex*", uma máquina de busca obteve 699 milhões de resultados (ou *links* a *webpages*), ao passo que uma outra encontrou apenas 90 milhões.

Importante: os sites de busca são as formas mais comuns e mais fáceis de os jovens procurarem e encontrarem material inapropriado. Para obter conteúdo adulto, esses jovens devem simplesmente digitar algumas palavras-chaves na barra de busca desses mecanismos e, em segundos, milhões de *links* e imagens de *webpages* aparecem na tela. É muito fácil mesmo. Vários motores de busca oferecem aos usuários configurações seguras que conseguem filtrar os resultados e bloquear possíveis conteúdos indesejáveis. O problema desses sites é que essas configurações podem ser alteradas facilmente pelos jovens e não exigem senhas adicionais ou a aprovação dos pais para que isso seja feito. Desse modo, a maioria dos adolescentes pode simplesmente configurar os mecanismos para que não filtrem os resultados quando estiverem *on-line*, assim, buscam o que bem entenderem, gravam o material no *pen drive* para esconder dos pais, voltam às configurações anteriores e apagam o *cache* e o histórico do navegador, eliminando, desse modo, qualquer vestígio das buscas feitas. Há, no entanto, maneiras de proteger as crianças contra resultados indesejáveis obtidos nesses tipos de busca, existem motores e sites de busca seguros. O Capítulo 6 explora quais sites de busca são seguros para os jovens e traz recomendações sobre quais sites seus filhos deveriam acessar e sobre como evitar alguns conteúdos realmente perniciosos com filtros de busca que não funcionam tão bem.

Multimídia (áudio, vídeo etc.): arquivos multimídia normalmente exibem muito mais do que simples textos; exibem fotos e imagens, arquivos de áudio e vídeos. Muitos desses arquivos estão ali prontos para serem baixados e visualizados, e alguns vêm acompanhados de riscos bastante grandes. Você não ficaria nada feliz se seu filho adolescente baixasse e visualizasse trechos do videoclipe de Paris Hilton com cenas de sexo. Sem filtros ou bloqueadores apropriados, arquivos como esse estão ao alcance de um clique, em geral, por meio de poderosos motores de busca, como o Google, o MSN, o Yahoo! ou o Ask. Arquivos multimídia aparecem de várias formas, as extensões mais comuns são: .wav, .au e .mp3 para arquivos de áudio; .jpeg, .jpg, .bmp, ou .gif para fotos e imagens e .mpg, .mpeg, .avi, .mov e .qt para vídeos.

Importante: há muitas opções para formatar conteúdo e várias opções gratuitas que incluem *plugs-in* de navegador para visualizar ou executar arquivos multimídia. Os pais precisam conhecer os tipos de arquivos e aplicativos que seus filhos usam para garantir que não corram nenhum risco na internet. Grande parte da pornografia é distribuída ou visualizada por imagens ou por *links* a fotos de sites da rede e de mensagens de e-mail. Se a coisa for feita de maneira apropriada, imagens podem ser diretamente embutidas no conteúdo de um e-mail; assim, são exibidas sem qualquer operação por parte do usuário, logo que a mensagem é aberta. Usuários de sites de relacionamento, como MySpace, sempre postam áudio, vídeo e fotos que muitos pais rejeitariam. Embora muitos desses sites tenham condições de uso e métodos para a denúncia de conteúdos nada recomendáveis, isso nem sempre os impede de exibi-los; e para muitos deles, o usuário nem mesmo precisa ser registrado para buscar e encontrar conteúdos desse tipo.

Para acessar conteúdo multimídia, inclusive imagens e vídeos de pornografia pesada, basta um clique com a ajuda de um motor de busca. Os pais precisam conhecer os tipos de arquivo e o conteúdo que os buscadores oferecem, bem como os métodos mais comuns para acessá-lo. Assim que você ficar por dentro disso tudo, acesse esses computadores e monitore seus filhos para ver o que estão fazendo. Não se esqueça dos *pen drives*...

Navegador: programa utilizado para navegar na internet e nos sites da rede. Os navegadores são programas que instalamos no sistema operacional de um computador e que, por meio de protocolos de transferência, habilitam seus usuários a se comunicarem pela internet. Há navegadores para diversos e diferentes sistemas operacionais, inclusive para Macintosh, Microsoft e uma variedade de versões Unix. Os navegadores populares incluem o Internet Explorer (IE) da Microsoft, o Mozilla da Firefox e o Safari da Apple.

Importante: os pais precisam saber como configurar e usar os recursos disponíveis nos navegadores de hoje. Esses incluem o uso de *cookies*, a visualização do histórico dos sites consultados, o bloqueio de sites e a escolha das classificações de conteúdo e dos níveis de segurança a fim de proteger as crianças. Para simplificar as coisas, apenas carregar a versão fornecida pelo representante sem alterar as configurações padrão pode ser um risco que afeta a segurança do seu computador, do usuário e dos seus filhos.

Página principal (Home Page): página central de um site, a partir dela saem outras páginas, ou é a ela que outras páginas estão *linkadas*.

Importante: a maioria das crianças de hoje tem um ou mais sites ou páginas pessoais num site de relacionamento, como o MySpace, por exemplo. As crianças geralmente expõem informações demais sobre si mesmas que podem, com certeza, apresentar riscos, atraindo predadores *on-line*. Em alguns casos, o que jovens menores de idade postam nos sites oferece uma boa ideia daquilo que passa em suas cabeças ou daquilo que pretendem fazer no futuro. Os pais têm a obrigação de saber quantos sites seus filhos têm e o conteúdo de cada um. Ferramentas de monitoração (discutidas no Capítulo 5) oferecem um guia e um conjunto de recomendações.

***Phishing* (fraude eletrônica)**: tática comum de *hackers* e de fraudadores que enganam os usuários, levando-os a fornecer informações pessoais ou dados confidenciais como endereços, número de contas bancárias e o número do CPF, por exemplo. A forma mais comum de *phishing* ocorre por e-mail e, na maioria das vezes, contém textos com a aparência de um documento sério e verdadeiro, bem como um *link* a uma *webpage*, solicitando que os usuários a visitem para confirmar ou alterar dados pessoais. As fraudes bancárias são as mais comuns – usuários crédulos são redirecionados a um site falso que parece o site do banco, mas que, na verdade, não é. A maioria dos sites de fraude tem endereços iguaizinhos a nomes de domínios adequadamente qualificados no *link*, como www.wachovia.com. Alguns *links* em mensagens fraudulentas também redirecionam os usuários a sites que podem instalar *spywares* ou outros programas destinados a recolher dados e informações pessoais de outros computadores.

Importante: por uma questão de segurança sua e dos filhos, os pais deveriam ter ciência desse tipo de fraude e prestar atenção aos URLs da *web* quando solicitados a confirmar ou alterar dados e informações pessoais ou financeiras *on-line*. A maioria dos grandes bancos possui métodos para impedir os adeptos do *phishing*, instituindo o uso especial de senhas ou de arquivos de imagem de certificação de modo que seus clientes tenham certeza de que estão num site verdadeiro e seguro. Os pais precisam instruir os filhos a não fornecerem informações pessoais quando estiverem *on-line* – como endereço e números de telefone, visto que os adolescentes são mais facilmente enganados do que os adultos. Programas anti-*spyware* e anti-*spam* também podem ser úteis na tentativa de reduzir o *phishing*. Toda conta de e-mail deveria ter esses tipos de proteção. Se suas contas não oferecerem tais serviços, encerre-as e procure por opções mais viáveis e que protejam melhor seus filhos e suas informações pessoais.

Plug-in: tipo especial de programa instalado num computador para operar com o navegador e ampliar sua capacidade de acessar a internet e conteúdos de *webpages*. Os tipos mais comuns de *plug-ins* facilitam a visualização de documentos e conteúdos em PDF, a exibição de imagens, a recepção de arquivos de áudio e música e a apresentação de vídeos dentro da tela do navegador. Os *plug-ins* são um ótimo modo de ampliar as experiências interativas.

Importante: alguns arquivos *plug-in* podem danificar seu computador ou criar programas invasores, facilitando o acesso de *hackers* e fraudadores a informações pessoais. Aceite *plug-ins* apenas de sites confiáveis que tenham *webpages* com endereços completos (por exemplo, www.adobe.com) e não de sites que utilizam endereços pelo número IP como parte de seu nome de domínio. Além disso, você deveria fazer restrições quanto ao que os adolescentes poderiam instalar, limitando, assim, sua capacidade de instalar *plug-ins* potencialmente perigosos sem o seu conhecimento e consentimento. Isso é fácil de fazer: basta usar os privilégios de conta de usuário disponíveis nas contas dos seus filhos. Lembre-se de que o sistema operacional comanda as atividades do computador. Uma simples solicitação do seu filho para instalar um aplicativo ou um *plug-in* pode ser invalidada em virtude das configurações de segurança no sistema operacional aplicado às contas de usuário. Se esse recurso for utilizado de maneira correta, mostra-se como uma tática bastante apropriada para uma navegação segura pela internet.

Podcasts: são arquivos de áudio que podem ser ouvidos pela internet ou baixados em tocadores de áudio, como o MP3, por exemplo. Tais arquivos são ouvidos com o auxilio de um *plug-in* de navegador ou num reprodutor de áudio separado, como o Windows Media Player ou o iTunes.

Importante: a maioria dos *podcasts* gravada e divulgada tem propósitos comerciais, educacionais ou promocionais. Lembre-se de que qualquer pessoa, com o equipamento adequado, pode criar e gravar um *podcast*, divulgá-lo numa *webpage* e promovê-lo com bastante facilidade. Os *podcasts* podem conter uma variedade de conteúdos e discussões inapropriados. Para complicar a situação, arquivos de áudio são extremamente difíceis de ser filtrados e impedidos por programas de controle de conteúdo, sobretudo porque o áudio não é transcrito numa linguagem de texto que possa ser filtrada. Desse modo, o tipo errado de *podcast* pode facilmente passar despercebido pelos radares e cair nas mãos de jovens sem que seus pais fiquem sabendo. Recomendo que os pais vasculhem seus micros de vez em quando em busca de arquivos com extensões .mp3 e .wav e ouçam o que contêm para garantir que ali esteja armazenado conteúdo apropriado para seus filhos. Esses tipos de arquivos devem ser procurados nos diretórios do disco rígido dos micros e nos *pen drives* também.

Ponto de acesso sem fio: basicamente um pequeno dispositivo de rede conectado sem fio a um computador que realiza várias funções: 1. interliga-se diretamente a uma conexão banda larga ou de alta velocidade da internet; 2. pode funcionar como uma conexão de rede, permitindo que vários computadores se conectem ao ponto sem cabos; 3. funciona com cartões de rede sem fio compatíveis com o sistema instalado no computador de mesa ou no *laptop* para facilitar a transferência, sem fio, de conteúdo a partir do ponto de acesso até o computador solicitante com um cartão sem fio instalado nele. Os dispositivos sem fio estão em franco desenvolvimento e há vários tipos que acompanham expressões como 802.11b e 802.11g. Os pontos de acesso sem fio podem ser instalados para interoperarem com computadores específicos de sua casa e, assim, usam tecnologia criptografada na tentativa de proteger conteúdos e conexões da internet. Muitos computadores *laptop* vêm equipados com um cartão de rede sem fio pronto para interagir com vários pontos de acesso. Os pontos de acesso sem fio podem ser configurados para operar com conexões seguras ou com conexões não seguras, ou seja, abertas a qualquer um que esteja dentro do raio de alcance do dispositivo. Usar um ponto de acesso sem fio sem permissão é conhecido como roubar uma conexão de internet. O termo mais comum para um ponto de acesso sem fio é Wi-Fi, acrônimo a partir da expressão em inglês *wireless fidelity* ("fidelidade sem fio"). O raio de alcance tradicional de um ponto de acesso sem fio até um computador gira em torno de 30 metros. A tecnologia WiMax, que logo estará disponível para comercialização, terá um sistema mais avançado, com sinal que poderá alcançar quilômetros em vez de metros, o que será um prato cheio para os adolescentes que queiram se comunicar pela internet.

Importante: não é fundamental que os pais entendam os intrincados mecanismos de funcionamento dos vários modelos e versões dos aparelhos sem fio; é importante, no entanto, que compreendam os riscos que seus filhos correm na internet ao utilizarem conexões sem fio que poderão não ser controladas de casa. Esse dilema apenas tende a ficar pior à medida que aparelhos mais potentes e gratuitos terão condições de cobrir áreas geográficas maiores. Quando os jovens atingem a idade mais ou menos de 15 anos, já estão bastante versados em: (1) encontrar pontos de acesso desprotegidos, (2) conectar um *laptop* a um ponto de acesso sem fio e (3) instalar um ponto de acesso sem fio, inclusive com informação criptografada. Os pais precisam aprender essas coisas rapidamente para não ficarem para trás. Esta é uma tecnologia maravilhosa, mas pode abrir aos jovens muitas portas de acesso à internet bem debaixo do nariz dos pais. É comum também que os jovens usem o ponto de acesso sem fio de outra pessoa para buscar conteúdo adulto. Os jovens de hoje conhecem muito bem a internet, são inteligentes e, às vezes, nos enganam. Ficará cada vez mais difícil monitorar um computador e proteger jovens menores de idade quando os recursos disponíveis para o acesso à internet, que podem ser instalados em sua própria casa, fogem ao controle dos pais. Os pais precisam correr e se familiarizar com toda essa tecnologia o mais rápido possível, instalá-la em sua casa com a ajuda de um profissional em TI e aprender a como controlá-la com segurança. A rede que instalei na minha casa funciona com um ponto de acesso sem fio conectado a um modem analógico, faz uso de criptografia e somente permito que determinados computadores se interliguem a ela. Assim, bloqueei a possibilidade de meus vizinhos roubarem minha conexão da internet ou visualizarem minhas informações que são transmitidas, sem fio, dos meus computadores até o ponto de acesso. Senhores pais, já é hora de despertarem para esta tecnologia; compreendê-la é essencial para a proteção de seus filhos na internet.

Pornografia: conteúdo voltado ao público adulto e, às vezes, conteúdo sexual (imagens, textos e vídeos) que podem conter cenas de sexo com menores, com adultos (de orientação hetero e homossexual) e com animais.

Importante: os sites de pornografia são dos mais rentáveis hoje em dia. Para se ter acesso à grande parte do conteúdo, muitos sites cobram, em geral por meio de cartão de crédito; no entanto, muitos têm seções gratuitas que funcionam como chamariz para futuros clientes em potencial. Essas prévias podem conter material ofensivo com todos os tipos de atos sexuais, mas não apenas isso. Alguns sites adultos chegam ao extremo e oferecem acesso discreto a imagens, fotos e vídeos. Um desses sites que me vem à mente é o da *Playboy*, que é apropriado para adultos, não para crianças. Assim, os pais de hoje devem recorrer a algum tipo de programa de controle ou de bloqueio de conteúdo da internet para impedir que seus filhos vejam material de conteúdo adulto e pornográfico. A forma mais comum de acesso a esse tipo de material é feito por sites de busca convencionais. Dê um jeito de bloqueá-los para que seus filhos não consigam acessá-los.

Programas de bloqueio: programas instalados nos computadores para bloquear ou evitar o acesso a algum site em particular ou a grupo de sites por meio de categorias de informação (como, por exemplo, conteúdo adulto). Esses são os programas que mais conseguem bloquear sites e outras tecnologias relacionadas à internet, como mensagens instantâneas ou serviços de voz.

Importante: à medida que as crianças crescem, torna-se necessário bloquear o acesso a sites perigosos. Os pais precisam saber instalar esses tipos de programas, saber como configurar suas opções para bloquear sites e categorias, e saber como interpretar os relatórios de uso que mostram o que está sendo tentado, mas bloqueado. Professores em muitos estados norte-americanos entrarão em contato com esses programas por meio da legislação que exige seu uso em escolas públicas.

Programa de compartilhamento de arquivos: programa que facilita a distribuição de conteúdo, no geral, fotos, vídeos e música, de um computador a outro. Tais programas normalmente precisam que um aplicativo seja instalado antes que se possa compartilhar ou baixar informações de um outro computador. Os exemplos mais comuns de programas compartilhadores de arquivos são Napster, Kazaa e Limewire.

Importante: muitos programas desse tipo facilitam o compartilhamento de arquivos ou conteúdos ilegais. Um exemplo recente diz respeito ao Napster, que passou de serviço gratuito que facilitava a transferência ilegal de arquivos de música para serviço pago, que agora é lícito. Outros riscos oferecidos por esse tipo de programa incluem a possibilidade de outros internautas poderem navegar em diretórios do seu computador, provavelmente expondo dados pessoais. Desse modo, aja com cautela com relação aos programas de compartilhamento de arquivos. Eles podem abrir as portas do seu computador para olhos alheios.

Programa de controle de conteúdo: tipo de programa usado para impedir o acesso a um site específico ou a algum tipo de conteúdo. Muitos programas de controle têm várias configurações, assim os pais podem permitir ou negar os conteúdos por categoria, como, por exemplo, adulto, esportes, compras etc. Há dois tipos de programa de conteúdo – aqueles que vêm pré-instalados no computador ou aqueles oferecidos como serviço via um provedor de internet. Caso estejam configurados de modo adequado, esses programas podem, de alguma forma, ser eficientes, porém não são infalíveis.

Importante: este tipo de programa é bem popular entre os pais hoje em dia, e há uma variedade enorme de provedores no mercado. Os programas de controle, no entanto, não protegerão seus filhos completamente. Fornecedores da rede estão desenvolvendo esquemas para driblar os algoritmos dos programas de controle de conteúdo. Os motores de busca mais populares permitem visualizações sub-reptícias de sites pornográficos ao oferecerem resultados de imagem minimizada em uma simples busca na rede – até mesmo quando os mais sofisticados produtos de controle de conteúdo estão instalados. Os *links* aos resultados dos sites podem ser bloqueados, mas as imagens podem revelar sexo pesado até mesmo quando se ativam as opções de busca segura. Além disso, a grande maioria dos produtos não consegue impedir ameaças ocultas, como o compartilhamento de arquivos com fotos ou vídeos de amigos via e-mail ou o compartilhamento de arquivos via *pen drives*. Os Capítulos 5 e 6 apresentam mais detalhes sobre esse assunto e oferecem aos pais mais ferramentas para detectar e para reduzir ameaças; incluem-se aí recomendações de acesso restrito para adolescentes a sites de busca comuns, como o Google e o Ask.

Programas de monitoramento: aplicativo que pode ser instalado no seu computador ou usado como um serviço via provedor de internet para ajudá-lo a possivelmente bloquear sites, conteúdo e serviços. Programas de monitoramento podem registrar atividades *on-line* que envolvam o *download* de arquivos, o acesso a sites ou a servidores FTP com conteúdo restrito, o uso de programas de mensagem instantânea, a realização de chamadas com voz pela internet e o uso padrão de e-mail.

Importante: esses programas não são apenas úteis na proteção de seus filhos, mas essenciais para os pais e os professores de hoje. Programas de monitoramento também podem ser instalados no modo oculto, assim as crianças nem mesmo ficam sabendo de sua instalação. Adolescentes espertos procurarão pelos programas de monitoramento que estejam ativos em seus computadores e poderão tentar desinstalá-los (caso tenham privilégio de administradores de conta) ou removê-los da memória. Em computadores com o sistema operacional Windows, uma tática comum é pressionar a combinação Ctrl-Alt-Delete, que exibe uma tela (gerenciador de tarefas), permitindo visualizar que aplicativos e processos estão ativos. Os aplicativos são claramente exibidos na tela, e os usuários podem com facilidade finalizar a tarefa, se assim desejarem. Exemplos comuns desses programas são os navegadores, o Word e o Excel da Microsoft.

Muitos outros aplicativos e ferramentas de monitoramento são exibidos como processos. Um aplicativo é em geral composto de um ou mais processos, ativos na memória do computador. Exemplos de processos que não são exibidos como aplicativos são os antivírus e os anti-*spywares*. Alguns processos são fáceis de ser identificados pelo nome e podem ser interrompidos finalizando a execução do aplicativo; outros, por sua vez, não são tão óbvios e talvez seja difícil para os jovens decifrá-los e desativá-los. Aplicativos de monitoração secretos bem projetados se enquadram nessa categoria.

Provedor de acesso à internet: um provedor de serviços da internet é o canal de acesso de um computador ou de um aparelho específico à rede. Alguns exemplos de provedores são os seguintes (existem muitos outros): (1) T-Mobile, que oferece serviços de e-mail e internet sem fio para computadores de mão Blackberry; (2) AOL, que oferece serviços de e-mail e internet para microcomputadores; (3) Vonage e Skype, que oferecem serviços de voz pela internet; (4) Earthlink, que oferece serviços de internet para residências e pequenas empresas; (5) AT&T, que oferece serviços de voz, mensagem de texto e acesso à internet para computadores de mão; e (6) Qwest, que oferece acesso comercial e conexões de alta velocidade para firmas e empresas de maior porte. Todo provedor tem seu próprio equipamento (e, às vezes, seu próprio programa) necessário para o acesso à internet e a maioria cobra pelo serviço, em geral, por meio de conta mensal. Há também conexões analógicas, geralmente com preços mais acessíveis, porém são mais lentas na disponibilização de arquivos ou na visualização de imagens. Conexões digitais mais rápidas oferecem um ambiente de navegação mais agradável, com disponibilizações de arquivos e acesso a conteúdos mais rápidos. Os provedores, além de oferecer serviços de internet, também oferecem outros serviços, como troca de mensagens eletrônicas e hospedagem de site.

Importante: provavelmente serão os pais que pagarão a conta por todas as vantagens de se ter acesso à internet em casa. É fácil ver como os gastos podem fugir ao controle e aumentar à medida que a maioria das residências nos Estados Unidos tem internet banda larga (de alta velocidade), bem como contas de telefones celulares e de computadores de mão com acesso à internet. A boa notícia é que você saberá o quanto sua família está usando de internet pelo valor da conta que paga, a não ser, lógico, que seu filho esteja, clandestinamente, usando uma conexão digital do vizinho sem o seu conhecimento ou aval.

Rede de relacionamento social: tipo de site que oferece aos usuários um fórum para que troquem informações pessoais com outros amigos particulares ou públicos.

Importante: os sites de relacionamento social são os alvos preferidos de predadores sexuais; ali conseguem vários tipos de informação como escolas, fotos, endereços de e-mail e amigos, ou seja, dados pessoais necessários para uma nova investida. Muitas crianças não entendem os riscos dos sites de relacionamento social e se colocam em perigo ao divulgar dados pessoais em demasia. É obrigação dos pais conhecerem essa tecnologia.

Serviços: em geral são programas que operam em sofisticados e potentes servidores. Exemplos desses aplicativos que operam como serviços incluem um serviço de site ou de FTP. À medida que os PCs ficam mais potentes e os sistemas operacionais mais sofisticados, esses recursos agora estão disponíveis na maioria dos computadores. Esse tipo de programa geralmente não aparece como aplicativo quando o usuário abre a tela de Gerenciador de tarefas do Windows para visualizar a atividade dos aplicativos, dos processos, do desempenho e da rede. Como esses programas são mais complicados e costumam aparecer como um ou mais processos criptografados ativos num computador, fica mais difícil detectá-los.

Importante: um jovem esperto pode transformar seu computador num site de acesso público rapidinho. Se seu filho tiver acesso à senha de administrador de seu computador, pode criar um servidor e administrar um site sem o seu conhecimento, por intermédio de uma conexão banda larga da internet. O site e todo o conteúdo ali exibido podem ser acessados por qualquer pessoa de qualquer parte do mundo, aumentando o acesso a seu PC e, consequentemente, expondo o novo site a *hackers* e vírus. Recomendamos aos pais que consultem os manuais dos sistemas operacionais para descobrirem que tipos de aplicativos de serviços podem ser executados. Procure por programas que sejam acionados automaticamente ao se inicializar um computador. Em caso de dúvida, pergunte ao seu filho para descobrir que tipos de programas estão ativados em seu computador, ou recorra a um programa de monitoração.

Sistema operacional: num nível elevado, o sistema operacional é o programa essencial que controla as funções básicas de um computador, as quais incluem como os aplicativos são armazenados na memória e executados, como os arquivos são salvados nos *drives* e como as informações são exibidas no monitor. Tais sistemas têm várias versões e formatos. A Microsoft atualmente domina o mercado dos sistemas operacionais dos computadores e dos *laptops*, sejam os da sua casa ou da sua empresa. Versões mais antigas de sistemas operacionais ainda em uso hoje em dia são Windows 98, Windows NT, Windows 2000, Windows XP e Windows 2003. Versões mais recentes tornarem-se muito mais eficientes e inteligentes ao realizarem tarefas rapidamente, oferecendo ao usuário mais conforto. Entre outros sistemas operacionais menos comuns em computadores domiciliares e comerciais estão o sistema operacional Macintosh, da Apple, e várias versões da Linux e da Unix. A maioria dos navegadores populares foi adaptada para funcionar em todos esses sistemas operacionais. Como o mercado dos computadores com sistema Windows é muito grande hoje em dia, este livro concentra seu conteúdo, sobretudo, nos computadores equipados com Windows e que funcionam com ele.

Importante: o aspecto mais importante dos sistemas operacionais que os pais devem saber é como criar contas de usuário e administrar sua segurança. Sou partidário da ideia de que as crianças não deveriam ter contas de usuário nos computadores residenciais que lhes permitissem administrar o PC, criar novas contas de usuário ou modificar seus perfis, possibilitando outras funções, como instalar aplicativos e alterar senhas. Os pais precisam se apressar e aprender como criar contas de usuário para os filhos que lhes concedam os devidos privilégios nos computadores. Faz parte do papel dos pais também gerenciar as senhas de todas as contas dos usuários administradores do computador, dos aplicativos de controle de conteúdo e da internet, bem como das contas de e-mail. Assuma o comando do uso do computador da sua família e o administre de modo preventivo. Um de meus colegas me perguntou se era correto eu manter uma rédea tão curta em casa com relação ao acesso à internet e se eu não achava aquilo uma invasão na privacidade dos meus filhos. Minha resposta foi curta e grossa – *É meu papel, meu direito e minha obrigação fazer o que for necessário para garantir a segurança dos meus filhos e não preciso da permissão de ninguém para tomar as devidas providências. Eles são meus filhos!* Então, não perca tempo, aprenda sobre os sistemas operacionais utilizados nos micros de sua casa e nos das escolas das crianças e, se possível, concentre em apenas um ou dois tipos de sistemas operacionais para facilitar seu gerenciamento e sua administração.

Spam: refere-se aos e-mails e às mensagens não solicitadas. Esse conteúdo indesejado pode ter várias formas, as principais são: (1) vendas/ofertas promocionais não solicitadas, (2) material com discriminação racial, (3) propostas "como-ficar-milionário-da-noite-para-o-dia", e o campeão, (4) conteúdo adulto. A maioria das empresas tem soluções anti-*spam* suficientes para reduzir (mas não para eliminar totalmente) e-mails indesejados, e aqueles algoritmos em geral valem cada centavo que investem nesse sentido. Daquilo que entra em nossas caixas de mensagem, de 40 a 75% pode ser lixo, sendo que o maior fluxo fica com grandes empresas e multinacionais. Soluções anti-*spam* gratuitas não conseguem fazer muito, na melhor das hipóteses, reduzem a entrada de e-mails indesejados e, às vezes, de e-mails indecentes. As boas soluções de anti-*spam*, por outro lado, não apenas bloqueiam a maioria dos e-mails indesejados, como também permitem que seus usuários criem e administrem suas próprias listas de e-mails que devam ser aceitos ou bloqueados.

Importante: sem dúvida alguma, os pais se confrontarão com mensagens eletrônicas inapropriadas a seus filhos, mensagens que, como vi, podem vir de uma gama variada de produtos e serviços que anunciam várias coisas, por exemplo, como fazer seu cabelo crescer, como aumentar o tamanho das genitálias ou dos seios, como demorar mais tempo para atingir o orgasmo, ou simplesmente para ver fotos de garotas nuas. Resumindo, os pais de hoje *precisam* prestar atenção aos *spams* e tomar as devidas providências para minimizar o conteúdo inapropriado que seus filhos possam acessar. No Capítulo 7, há mais detalhes a respeito do assunto, com várias recomendações sobre como verificar a eficácia das soluções anti-*spam* adotadas por você.

Spyware: fenômeno interessante e desafio tecnológico relativamente recente que hoje em dia traz muitos riscos para os computadores de sua casa e de sua empresa. Em resumo, o *spyware* é um programa ou um *script* (um conjunto de informações para um programa) que se baixado em seu computador é capaz de danificar seu sistema e provavelmente comprometer as informações pessoais ali armazenadas. Muitos programas *spyware* (ou *adware*) podem transformar seus sistemas em zumbis ao assumirem seu controle e usarem toda sua força computacional com outras centenas de computadores para coletivamente lançar um ataque a um site público, como, o Google, por exemplo. Os *spywares* também podem armazenar e executar programas difíceis de ser detectados e que são capazes de capturar identidades e senhas de usuários daquilo que muitos pensam ser sites financeiros seguros. Muitas empresas investem em programas para o combate de *spywares*, mas poucos consumidores fazem isso. A maioria dos consumidores com que conversei acha que os *downloads* de anti-*spyware* gratuitos darão conta do recado. Desculpem a minha franqueza, mas, nesse caso, nada que seja gratuito pode ser tão bom assim. Resumindo, o *spyware* é uma ameaça perigosa contra a qual podemos nos proteger se as medidas adequadas forem tomadas. No Capítulo 6, o leitor terá mais informações sobre estratégias para se proteger contra *spywares*.

Importante: as soluções anti-*spyware*, em geral, vêm como produtos de informática avulsos. Os *spywares* podem chegar ao seu computador de várias formas. A mais comum é um computador ser infectado após uma visita a um site público no qual tenham sido introduzidos programas com o objetivo de causar danos e que são baixados assim que o site é visitado. Os sites em que mais comumente se encontram *spywares* são os de videogames, de apostas e de pornografia. Os pais podem limitar o problema de *spyware* de dois modos simples: (1) bloquear sites nocivos via programas de controle de conteúdo da internet, ou (2) instalar e regularmente atualizar programas anti-*spyware*. A indústria da informática acompanha os tempos e, num futuro bem próximo, a maioria dos fabricantes de programas antivírus incluirá em seus pacotes soluções anti-*spyware*. Desse modo, resta aos pais pesquisar e escolher os produtos certos que possam resolver esse problema de hoje e amanhã também.

SSL (*secure socket layer*): termo técnico que se refere a um protocolo de comunicação criptografada, fornecendo, basicamente, confidencialidade e integridade a uma atividade realizada pela internet. Instituições financeiras, como bancos e corretoras de valor *on-line,* usam o SSL para criptografar as atividades realizadas em seus sites, desde o acesso até movimentações de dinheiro e negociações de títulos e ações. Os navegadores em geral informam que uma conexão é segura exibindo o ícone de um cadeado (ou um cadeado e uma chave) na tela do computador. Coloque o mouse sobre esse ícone e você poderá visualizar o nível de criptografia usado pela sua máquina. Esse nível varia de fraco (40 *bits*) a forte (128-256 *bits*). Quanto mais forte esse nível, mais seguros os sites são e é menos provável que o conteúdo trocado pelo micro e pelo site seja exposto a algum risco. Em suma, esse fantástico recurso da tecnologia permitiu o enorme crescimento dos sites de autosserviço no âmbito da gestão financeira.

Importante: alguns sites polêmicos recorrem ao SSL para criptografar todas as conexões e o acesso ao seu conteúdo. Por quê? Simplesmente porque os operadores desses sites estão ficando cada vez mais espertos e, assim, tentam evitar que programas de controle de conteúdo os bloqueiem. A maioria dos *firewalls* pré-instalados permite que conexões criptografadas com SSL entrem pela porta 443. Bloquear essas conexões (SSL) significa vetar que o usuário faça transações bancárias e negócios com ações pela internet, que acesse sistemas de e-mail corporativos seguros, que faça compras ou vendas no comércio eletrônico (como eBay), que compre um produto ou um serviço *on-line* com cartão de crédito, ou ainda que se registre num site verdadeiro e seguro para fazer pesquisa cujo acesso é feito somente por assinatura. Além disso, cada vez mais programas de comunicação instantânea chegam até os computadores via SSL para driblar aplicativos que tentem bloqueá-los. Contra isso, não há como os pais lutarem, mas fique de olho quando seus filhos estiverem acessando sites seguros e os investigue depois, caso seja necessário. Em geral, os sites seguros são identificados por um "s" adicional no protocolo *http* no endereço do site, por exemplo, https://securelogin.nomedobanco.com. Programas de monitoração também podem cair como uma luva quando se tenta descobrir que tipo de conteúdo seu filho está acessando de um site seguro. Mais detalhes sobre isso nos Capítulo 5 e 6.

Surfar: também conhecido como "navegar", refere-se ao ato de percorrer a internet com o uso de um navegador. A forma mais comum de adultos e de crianças surfarem na internet é usando um site de busca para começar a encontrar conteúdo. Este conteúdo pode aparecer de várias formas, a maioria em páginas da internet. Surfar, no entanto, pode ter sua definição expandida e incluir a busca de conteúdo em sites de relacionamento, como MySpace, a visualização de vídeos no YouTube e a entrada numa sala de bate-papo. Desse modo, surfar na internet deixou de ser a simples visualização de sites e páginas da internet.

Importante: a internet é um vasto recurso de informações – algumas verdadeiras, outras falsas. Com tanto conteúdo à disposição e com a ajuda de sites de busca sofisticados e poderosos, surfar na internet passa a ser uma ferramenta bastante perigosa nas mãos das crianças. É muito comum que as crianças encontrem conteúdo inapropriado como resultado da busca de alguma outra coisa. Por exemplo: buscar pelo nome de uma amiga pode tranquilamente remeter a conteúdo pornográfico, inclusive a imagens. Os pais precisam estar atentos e estabelecer regras sobre quais sites e motores de busca as crianças podem acessar, e usar tecnologia capaz de atender a essas regras. No ambiente de trabalho, sempre adoto uma política que possa ser cumprida com tecnologia. Aplico isso também à proteção de meus filhos e tem dado certo.

TCP/IP: a sigla em inglês significa *Transmission Control Protocol/Internet Protocol* (Protocolo de Controle de Transmissão/Protocolo de Internet), ou seja, um conjunto de protocolos de rede e de programas que permite a comunicação de diferentes computadores via redes locais de computadores ou via internet. Com a maioria dos computadores vem um pacote de aplicativos TCP/IP, assim esses computadores podem ser conectados a redes de computador ou à internet. Em geral, o usuário não tem que configurar nada, a não ser que esteja criando uma rede (analógica ou digital) ou usando um *firewall* no seu computador pessoal. Em qualquer um dos casos, cada dispositivo, cada computador, cada modem e cada *firewall* têm um endereço IP para que o TCP/IP possa se comunicar adequadamente.

Importante: a única coisa que os pais precisam saber sobre o TCP/IP é que funciona e que requer um único endereço IP para cada dispositivo, esteja o computador operando em ambiente Windows, Macintosh, ou carregado com o sistema operacional da Linux. Todos requerem endereços IP para executar o TCP/IP. Os pais deveriam fazer uma lista de todos os computadores de casa, saber o endereço IP de cada um e usar o programa de monitoração adequado para cada computador.

URL: sigla em inglês para *Uniform Resource Locator* (Localizador de Recursos Universal), refere-se a um endereço na rede. A Figura 2.2 exibe os componentes de um URL padrão e explica cada segmento.

Importante: os URLs são as pegadas deixadas pelos sites que seus filhos estão visitando. Os pais deveriam conhecer todos os tipos de sites e *webpages* que seus filhos estão acessando, inclusive os sites de busca e os sites de relacionamento. A maioria dos navegadores oferece um histórico que relaciona os sites visitados mais recentemente. Sugerimos que os pais consultem a seção de ajuda de seus navegadores para aprender exatamente como visualizar essas informações. Se a lista de sites no histórico estiver vazia, seu filho está apagando essas informações e pode estar tentando esconder aquilo que faz *on-line*.

http://www.domain/directory/sub-directory/file-name.html
Exemplo: http://www.gregoryssmith.com/profile.html

http	o ***HyperText Transfer Protocol*** (protocolo de transferência de hipertexto) é o protocolo padrão de comunicação que governa a transferência dos vários tipos de objetos da rede.
www	*World Wide Web* (Rede de alcance mundial) é um segmento (*websites/sites*) da internet. Observação: o uso de FTP neste lugar denotaria um protocolo de transferência de arquivo associado à rede
gregoryssmith.com	o **nome do domínio** identifica o computador em que o documento está armazenado. A extensão do domínio identifica o país (como ca para o Canadá), a organização (org), a escola (edu), a empresa (com) e assim por diante.
profile.html	o nome do documento (ou da *webpage*) que está armazenado como um documento em linguagem HTML.

Figura 2.2. O URL (*Uniform Resource Locator*)

Vírus: programa ou *script* (conjunto de informações de um programa) que basicamente retira toda a potência de um computador. Existem vários tipos e formas de vírus; alguns são mais perigosos que outros. Os vírus ruins podem destruir dados no computador infectado e também usar esse computador para se espalhar a outros computadores. Os vírus atacam os pontos fracos do sistema operacional de um computador. Computadores instalados com sistemas operacionais da Linux ou da Mac quase nunca são atingidos pelos criadores de vírus. A maioria dos vírus tem como objetivo atacar computadores que funcionam com uma das versões do sistema operacional da Microsoft: Windows NT, 98, 2000, XP, 2000 Server, 2003 Server, Vista ou qualquer outro aplicativo projetado para funcionar nesses sistemas operacionais.

Importante: em primeiríssimo lugar, os pais precisam instalar programas antivírus decentes em seus computadores. Um programa antivírus só será eficiente caso contenha a última atualização, que, provavelmente, o protegerá contra centenas de novas ameaças virais.

Programas antivírus decentes disponíveis para compra incluem pacotes da F-Secure, Norton e Symantec. Nos sistemas conectados à internet via banda larga, os programas antivírus deveriam estar programados para se atualizarem pelo menos uma vez por dia (ou até mesmo a cada hora). Mas o que esse papo sobre vírus tem a ver com a proteção de seus filhos internautas? Não muito, a não ser dizer que muitos sites na internet que oferecem conteúdos inapropriados grátis ou pagos, como, por exemplo, sites que promovem videogames, pornografia e jogos de aposta, têm maior probabilidade de passar um vírus para o seu computador do que sites de reputação ilibada. Alguns sites podem também instalar *spywares*, capazes de transmitir um tipo de vírus secreto que pode comprometer senhas de contas-salário ou até mesmo contas de banco e de corretoras de valor. Portanto, faça a sua parte e bloqueie o acesso de seus filhos a esses sites, no final das contas quem se beneficiará é você, com menos vírus e menos *spywares*.

***Webcam/Videocam*:** câmera, em geral, simples e barata acoplada (ou embutida) num computador que permite fotografar ou filmar qualquer coisa que esteja diante dela. Essa tecnologia pode ser usada para fins comerciais, para integrar *links* de vídeo numa apresentação *on-line*, para chamadas telefônicas pessoais com vídeo entre duas pessoas pela internet via *VOIP* ou para situações sexuais que quase sempre exigem o pagamento de taxas para a visualização das coisas mais interessantes na rede.

Importante: os pais precisam saber como é fácil seus filhos encontrarem, deliberada ou acidentalmente, este tipo de conteúdo adulto ao vivo. Recentemente, fiz uma busca com a seguinte combinação *+adulto +vídeo+cam*, ou seja, com isso, o motor de busca deveria trazer resultados em que todas as três palavras fossem combinadas (sistema Boolean E implícito) e ele apresentou 6,3 milhões de *links* a sites. Grande parte dos sites adultos e sexuais permite que os usuários se comuniquem por meio de mensagens de texto ou de vídeos com pessoas *on-line* do outro lado da videocâmera; o acesso a esses sites pode ser muito fácil. Você não acredita em mim? Tente a combinação de palavras acima para ver como é fácil acessar conteúdo adulto e interações ao vivo que não são apropriados a crianças. Além disso, se os computadores de sua casa têm *webcam* instalada, fique atento ao modo como seus filhos a estão usando. É muito fácil instalar uma e se expor ao mundo via filmagens ao vivo. Essa tecnologia precisa ser monitorada pelos pais, os quais também precisam garantir que programas de controle de conteúdo estejam impedindo o acesso de seus filhos a sites adultos com cenas de sexo ao vivo por meio de vídeos ou câmeras.

Website: conjunto de *webpages* que, em geral, contém vários tipos de conteúdo em vários formatos (textos, fotos, animações gráficas etc.), além de *links* a outras páginas dentro do mesmo site ou de sites diferentes. A página principal de uma *webpage* chama-se *home page*.

Importante: os pais precisam não apenas saber monitorar o que seus filhos estão vendo na internet, mas também deveriam saber se seus filhos estão hospedando seus próprios *websites*. Se este for o caso, o conteúdo deveria ser analisado para garantir que apenas material apropriado seja postado e que não inclua muita informação pessoal – como número de telefone particular, endereços eletrônicos ou nomes usados em comunicações instantâneas.

www: a *World Wide Web* (Rede de Alcance Mundial), também conhecida como a *web* (a rede), é um termo amplo que se refere a um conjunto de sites abertos ao público, cujo acesso se faz pela internet. A *web* conta com milhões de sites, e milhares são adicionados todos os dias. A quantidade de conteúdo expande assustadoramente à medida que cada vez mais pessoas aderem à revolução digital e virtual. A *web*, o segmento mais amplamente utilizado e conhecido, não é o único ligado à internet que permite que as pessoas troquem informações e se comuniquem virtualmente. Há outros recursos: e-mail, FTP, fóruns de discussão e chamadas de voz pela internet.

Importante: os pais precisam conhecer todos os caminhos que levam seus filhos ao mundo virtual. A *web* distribui conteúdo exibido via programas de navegação ou via navegadores *plug-ins*. Os pais deveriam pensar que *www*, na realidade, significa *world wild web* ("rede mundial selvagem"), em virtude da quantidade de conteúdo interessante, porém inadequado aos jovens internautas.

RECOMENDAÇÕES

É importante que pais e professores mantenham-se sempre atualizados acerca dos últimos avanços da informática e da internet de modo geral. As ferramentas, os dispositivos e as tecnologias mudam com muita frequência. Quando os jovens atingem a idade dos 14 ou 15 anos, já terão ultrapassado completamente seus pais no que diz respeito ao conhecimento de informática e internet. Se não forem monitoradas, essas crianças podem entrar em confusão, quer queiram, quer não. Os pais têm a obrigação e o direito de criar, educar e proteger seus filhos contra os riscos associados à internet. Aqueles que acham que estão violando a privacidade de seus filhos, por estarem mais informados sobre tecnologia do que eles e por monitorarem suas atividades, podem na realidade contribuir para o risco. Em vista disso, deixo aos pais as seguintes recomendações:

- Assuma o controle de todas as contas administrativas e senhas dos computadores de sua casa. Sem esse controle, você fica completamente indefeso.
- Se seus filhos tiverem idade entre 15 e 17 anos, coloque os computadores com acesso à internet em lugares que possa vê-los com facilidade. Não permita que tenham acesso livre à internet, sobretudo no quarto.
- Não perca mais tempo e informe-se sobre os programas *firewall*, e aprenda como funcionam. Podem ser muito úteis na proteção de seus filhos contra conteúdos e programas nocivos, bem como na proteção de dados pessoais e confidenciais armazenados em seus computadores. Todo micro – de casa, do serviço, da escola – deveria estar protegido por um desses programas ou dispositivos.
- Relacione todos os aparelhos e serviços com acesso à internet, incluindo computadores, celulares e *PDAs*. Quando necessário, corte serviços que ofereçam riscos. Em suma, quanto menos aparelhos conectados à internet, mais fácil será para administrá-los. Você até pode economizar algum dinheiro ao restringir ou unificar alguns serviços.
- Faça uma pesquisa sobre programas que controlam o conteúdo da internet, que bloqueiam material indesejado e que monitoram atividades *on-line*. Os Capítulos 5 e 6 trarão informações úteis sobre essa pesquisa. Nenhum computador ou aparelho utilizado por uma criança deveria funcionar sem algum tipo de proteção ou monitoramento. Como pai ou mãe, você é responsável por aquilo que seu filho acessa ou faz *on-line*. Assuma a responsabilidade – instale e configure programas para monitorar e filtrar conteúdo adulto e questionável impróprio para menores de idade, e verifique constantemente as atividades *on-line* de seus filhos. Os aplicativos de bloqueio não previnem todos os riscos, é por isso que recomendo os aplicativos de monitoração também. Os jovens impedidos de acessar certos sites podem usar a criatividade e obter o conteúdo que

desejarem buscando um outro site, menos protegido ou inteiramente desprotegido pelo computador. Os jovens também compartilham material e arquivos por meio de discos removíveis (*pen drives*), que são fáceis de esconder. Preste atenção ao que é conectado no seu micro e pergunte o que há nos *pen drives*.

- Não perca mais tempo, aprenda tudo o que puder sobre programas de controle de conteúdo e filtros de segurança que estejam disponíveis no navegador de internet em funcionamento em seus computadores. Há muitas versões, assim, relacione o número e o tipo de cada navegador. É comum que os jovens baixem um Firefox ou um Netscape e os escondam dos pais, os quais podem estar preocupados apenas com a segurança da versão do Internet Explorer instalada em suas máquinas. Se possível, reduza o número de navegadores para apenas um, e aprimore suas habilidades sobre as configurações e os recursos somente daquele navegador.
- Use a conta de administrador em todos os computadores de casa, crie contas individuais para cada filho. Se necessário, configure as contas para que não possam instalar novos programas e aplicativos; esse tipo de medida é chamado de privilégio ou poder administrativo do usuário, associado à conta do usuário. Se a conta de seu filho tem um desses privilégios, ele pode baixar e instalar programas sem seu conhecimento e configurá-los a seu bel prazer. Tenha controle absoluto sobre os computadores de sua casa e aprenda tudo que puder sobre os recursos do sistema operacional para que possa estabelecer configurações de segurança em cada conta de usuário. Nenhuma criança precisa instalar programas sem o consentimento dos pais, a não ser, é lógico, que haja um aplicativo instalado no modo oculto.
- Informe-se na escola de seus filhos para saber que medidas estão sendo tomadas para garantir a segurança das crianças diante dos computadores em sala de aula. Não se satisfaça com respostas genéricas. Exija o nome dos produtos usados, discuta e aprenda sobre as estratégias adotadas na escola. Converse com o professor de seu filho sobre segurança na internet. Você pode se surpreender com o pouco que eles sabem do assunto.
- A maioria das crianças precisa e usa um site de busca para fazer pesquisas para os projetos da escola. Alguns motores de busca impõem um dos maiores riscos de exposição de crianças a conteúdo adulto. Faça com que seus filhos usem um site de busca seguro em vez de uma versão padrão. Alguns exemplos desse tipo de site de busca

(há outros) é Ask Jeeves for Kids (www.ajkids.com), Yahooligans (www.yahooligans.com) ou outras opções de controle disponíveis nos sites e motores de busca mais comumente usados. Se for apropriado, ajude seu filho a fazer a pesquisa e verifique as páginas de cada resultado para garantir que não sejam expostos a conteúdos indesejáveis. Detesto ter que lembrá-lo, mas é obrigação dos pais se envolverem e isso inclui passar algum tempo com seus filhos na frente do computador para ter certeza de que estejam surfando com segurança. O Capítulo 6 trará sugestões e recomendações adicionais sobre o uso dos motores de busca.

- Por fim, mas não menos importante, mantenha um diálogo aberto com seus filhos sobre os riscos associados ao uso da internet e seja bem claro sobre que ferramentas e sites podem usar.

3 UM PANORAMA SOBRE OS RISCOS: OS PAIS ESTÃO FAZENDO SUA PARTE?

A melhor forma de ensinar moralidade é transformá-la num hábito na vida das crianças.

- Aristóteles

VISÃO GERAL SOBRE OS RISCOS QUE ESPREITAM A INTERNET

Vou logo dizendo no início deste capítulo que serei bem claro e objetivo – todos aqueles que advogam que os pais que espionam as atividades de seus filhos, algumas *on-line*, estão errados e estão invadindo sua privacidade, na tentativa de mantê-los em segurança, podem ir catar coquinho. Já disse isso uma vez: não preciso da permissão de ninguém para verificar as contas de e-mail dos meus filhos a fim de descobrir o que estão fazendo na frente do computador, ou até mesmo entrar em seu site de relacionamento para ver o que estão postando em sua privacidade. Como pai, tenho todo o direito de fazer o que for necessário para mantê-los em segurança. Minha casa não é uma democracia, mas também está longe de ser uma ditadura, assim, enquanto estiver pagando as contas, quem manda lá sou eu. A internet é sem sombra de dúvida um lugar muito interessante, sobretudo para os pais que tentam proteger seus filhos contra conteúdo adulto, contra predadores adultos perniciosos e contra outros tipos de pessoas que pretendam molestá-los física e emocionalmente. Estou escrevendo de Bruxelas, Bélgica, o que não me deixa esquecer que a tecnologia é global e que o acesso à internet se espalha pelo mundo todo, até mesmo nos lugares mais remotos. Enquanto caminhava pelas ruas dessa cidade, percebi a quantidade de "cibercafés" que oferecem serviço de internet pago por hora, alguns lugares cobrando até mesmo por períodos bem curtos, de até 15 minutos. Parei num para ver quem eram os clientes e o que faziam. Para minha surpresa, a maioria, nesse café específico, era composta de jovens, eventualmente, um ou outro homem de negócio, com uma cara nada amigável. De qualquer forma, consegui espiar o que a maioria desses jovens estava fazendo quando passei pelos computadores. A maioria estava usando e-mail e atualizando sites de relacionamento, inserindo, imaginei eu, informações adicionais a *blogs*, que já estavam abarrotados de texto. Dois jovens, com seus 15 ou 16 anos, estavam mais no fundo; assim que me aproximei, minimizaram a tela. Mesmo assim, antes que a tela mudasse totalmente, pelo que consegui ver, navegavam em sites pornográficos. Foi aí que pensei: jovens criativos não perderão qualquer oportunidade para ter acesso não controlado à internet. Em suma, a maioria das crianças em países industrializados é exposta à internet por meio de quatro principais dispositivos e locais:

1. computadores de casa;
2. computadores da escola;
3. computadores na casa de amigos;
4. cibercafés ou *lan houses*.

De acordo com um levantamento da *Pew Internet and American Life Project Teens and Parents Survey*, 87% dos jovens com idade entre 12 e 17 anos (cerca de 21 milhões) usam a internet.[1] Além disso, 74% dos jovens acessam, com mais frequência, a internet de casa, seguidos por 17% que acessam da escola.[2] O estudo da *Pew* ainda relata que a maioria dos jovens usa computador para acessar a internet em 87% do tempo em casa, em 78% na escola, em 74% na casa de um amigo, em 54% na biblioteca e em 9% num centro comunitário, numa associação de jovens ou numa igreja da comunidade.[3] O percentual mais alto de aumento no uso ficou com as bibliotecas, em que o uso passou de 36% em 2000 para 54% em 2004.[4] O estudo da *Pew* ainda informa que 60% das crianças ainda no sexto ano já usam a internet, com o número aumentando progressivamente à medida que ficam mais velhas (82% das que estão no sétimo ano, 85% das que estão no oitavo, e até 94% das que estão no terceiro ano do ensino médio).[5]

Há uma série de riscos em potencial associados ao uso da internet, tanto para adultos como para jovens menores de idade. A seguir, uma lista daquilo que pode acontecer com qualquer pessoa (ver Capítulo 4 para casos específicos).

- Exposição a conteúdo, exploração e assédio relacionados a sexo – basicamente de predadores sexuais

- Vírus e *spywares*

- Tentativas de *hackers* para roubar informação pessoal

- Jogos de aposta e vício

- Compra ou distribuição ilegal de drogas

- Exposição a atos extremos de violência e mutilação

- Exposição a conteúdo de discriminação e ódio racial

- Fraude e roubo de identidade

- Lesões e danos pessoais

A fim de facilitar as coisas e ajudar os pais e professores a desenvolver um guia eficaz de proteção às crianças, classifiquei os cinco principais riscos associados ao uso da internet nas seguintes categorias gerais, cujo alvo são crianças com idade entre 8 e 17 anos.

1. Visualização de material ofensivo, com pornografia e outros conteúdos adultos.
2. Diferentes tipos de vírus e *spywares* que podem comprometer informações pessoais.
3. Predadores sexuais à espreita de vítimas.
4. Adultos com a intenção de causar danos a crianças, incluindo sequestro, estupro e assassinato.
5. Conteúdo que estimule crimes de ódio, uso de armas e danos a terceiros.

Esses riscos podem ser causados ou acessados de várias formas, desde um simples passeio pela internet, acesso a *blogs*, uso de e-mail e de comunicações instantâneas, troca de arquivos entre computadores, uso de celulares e *PDAs* até conversas com outras pessoas em sala de bate-papo *on-line* (ver Figura 3.1).

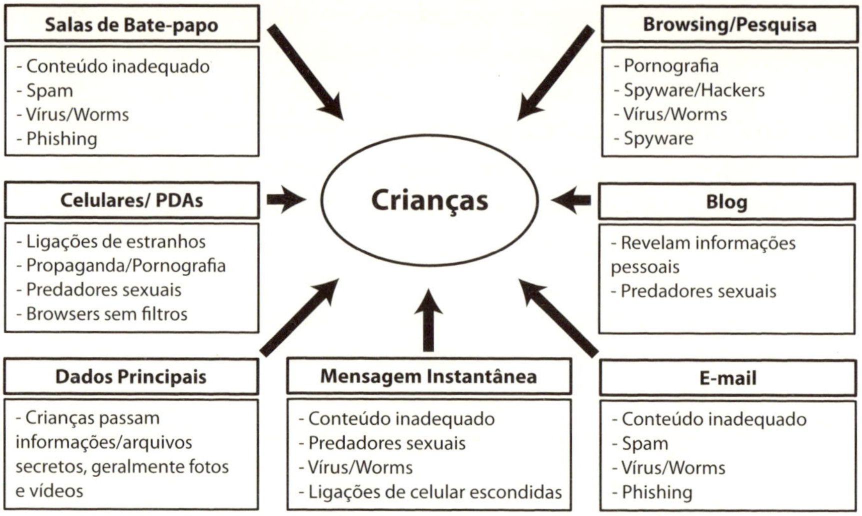

Figura 3.1 Visão geral dos riscos que espreitam a internet

Navegação/Pesquisa

Navegar pela internet utilizando sites de busca é uma das atividades mais comuns entre os internautas jovens e adultos hoje em dia. Navegar livremente pela internet traz alguns riscos, entre eles estão: exposição a material pornográfico ofensivo, risco de instalação de *spyware* no computador, exposição a vírus e a *hackers* que tentam roubar informações pessoais e financeiras, tais como números e senhas de contas bancárias. Recentemente, fiz uma experiência e procurei a palavra *sexo* em cinco motores de busca populares, com e sem filtros de conteúdo. Tais filtros de conteúdo são basicamente esforços por parte do site de busca para que conteúdo adulto e pornográfico seja filtrado e não seja exibido nas páginas de resultados. Curiosamente, os motores de busca produzem resultados muito diferentes quanto ao número de resultados obtido e quanto à eficiência e à segurança de seus filtros de segurança (ver Tabela 3.1). O novo site Live.com da Microsoft produziu o maior número de resultados, com um total aproximado de 700 milhões de páginas, ao passo que o Ask.com produziu a menor quantidade, pouco mais de 90 milhões de páginas. Três dos sites de busca solicitaram confirmação para desativar os filtros de segurança e retornar os resultados, independentemente do conteúdo. Todos os sites parecem ter usado *cookies* para armazenar a configuração de busca (segura, moderadamente segura ou sem filtro) no disco rígido do computador solicitante. Embora a intenção dessas empresas seja boa, a maioria dos jovens consegue driblar essas configurações, alterando-as, apagando os *cookies* ou simplesmente baixando um outro navegador e estabelecendo suas próprias configurações de busca.

O que achei mais interessante sobre esses filtros de segurança foi o fato de que, em sua grande maioria, não se mostraram eficientes. Com exceção do Live.com da Microsoft, todos os outros motores de busca ainda exibiram um número significativo de resultados mesmo com os filtros de segurança ativados. O Ask.com foi o que menos pareceu funcionar, retornando o mesmo número de *links* a páginas para as buscas com e sem filtros. Meu argumento é simples: nos 236 milhões de *links* a páginas obtidos para um site como Yahoo!, ele não consegue ser eficiente ao retornar conteúdo seguro para sua família. No entanto, a nova ferramenta da Microsoft, uma das últimas a entrar para a família dos motores de busca, foi a que mais me impressionou e retornou zero *links* a páginas, quando os filtros de segurança estavam ativados.

Motor de busca	*Links* obtidos com busca segura ativada (exige *cookies* para ser habilitado e operar adequadamente)	*Links* obtidos a páginas com busca segura desativada
Google	146 milhões	599 milhões (1,5 milhão de imagens)
Ask.com	90,7 milhões	90,7 milhões
Altavista	229 milhões	393 milhões (solicitou confirmação para desativar modo seguro de navegação)
Live.com	0 (o único site de busca que funcionou com filtros seguros ativados)	695 milhões (solicitou confirmação para desativar modo seguro de navegação)
Yahoo!	236 milhões	394 milhões

Tabela 3.1 Resultados das buscas

Um outro risco associado ao uso de ferramentas de busca é que expõem as crianças a imagens obscenas. Ao usar o Internet Explorer (versões 6 e 7), configuro os filtros dentro do próprio navegador para bloquear material indesejado. Até que funcionam bem, mas não são completamente eficazes. Com essas configurações ativadas, tentei ir a um site adulto conhecido. A configuração do filtro de controle de conteúdo no navegador bloqueou competentemente o site, não exibindo seu conteúdo na tela. Em seguida, configurei o navegador para bloquear todos os sites e apenas liberar a visualização daqueles aprovados pelos pais (mediante a digitação de uma senha administrativa). Configurei de tal modo que o Google fosse um desses sites aprovados e comecei a buscar termos adultos para ver o que seria possível visualizar. Com configurações seguras ativadas no Google e com os filtros de conteúdo no Internet Explorar ajustados no nível mais agressivo, a ferramenta de busca ainda assim mostrou 146 milhões de *links* a páginas de conteúdo adulto. Quando tentei visualizar essas páginas, o navegador as bloqueou, como esperado. No entanto, quando cliquei na aba Imagens da página de resultados do Google, fui capaz de visualizar as imagens facilmente, ou seja, ambos os filtros foram ignorados. Quando desativei a busca segura, fui capaz de visualizar imagens obscenas com o clique de um mouse, ignorando os filtros de conteúdo que haviam sido configurados no navegador. A natureza das fotos que foram facilmente visualizadas incluía *closes* de sexo vaginal, oral e anal.

Recentemente, também fiz o teste da aba de imagem num excelente programa de controle de conteúdo, cujo preço é bem salgado. O produto, Websense, é um *software* de gestão de serviço usado por muitas empresas, considerado uma das ferramentas de controle de conteúdo da internet líder no mercado. Esse produto também não passou no meu teste, pois permitiu o acesso a muitas imagens de conteúdo adulto que deveria, acima de tudo, ter sido bloqueado. Esses exemplos demonstram que *softwares* projetados para detectar e bloquear conteúdo indesejado podem estar se igualando a sites que querem, a todo custo, distribuir suas informações às massas, independentemente da classificação de seu conteúdo.

Os riscos às crianças não as deixam simplesmente expostas a material de conteúdo adulto, mas também as colocam como vítimas de pornografia infantil. Segundo a CNN.com, em outubro de 2006, funcionários do governo norte-americano prenderam mais de 125 pessoas acusadas de assinarem um site que continha material e fotos de crianças, inclusive bebês, envolvidas em atos sexuais com adultos.[6] O artigo relata que entre os suspeitos estavam dezenas de criminosos condenados por delitos sexuais que haviam acessado o site, colocado no ar no final de 2005.[7] O que mais preocupa e incomoda é que, entre os suspeitos, estavam um ex-conselheiro de um retiro religioso, um líder de escoteiros e um treinador esportista do ensino médio.[8] Christopher J. Christie, procurador norte-americano, também informou que tais sites pornográficos podem faturar até 2 milhões de dólares ao mês por meio de assinaturas.[9] Esses fatos claramente enfatizam a necessidade de pais e escolas implantarem programas adicionais para filtrar e bloquear conteúdo indesejado de um modo que os sites de busca ainda não conseguiram fazer com sucesso. Configurações de segurança dentro dos navegadores e dos motores de busca não são suficientemente eficazes para proteger as crianças contra conteúdo pernicioso. As tecnologias implantadas nessas ferramentas simplesmente não são sofisticadas o bastante para determinar se uma foto, um vídeo ou um áudio em particular é adequado para uma criança. A maioria depende da classificação dos níveis de segurança (alto, médio e baixo) dos sites para disparar um filtro de conteúdo. O Capítulo 5 apresenta mais detalhes sobre como criar ambientes de navegação segura.

E-mail

O congressista Mark Foley escreveu uma série de e-mails a um mensageiro menor de idade que trabalhava no congresso norte-americano. As atividades *on-line* de Foley, que incluíam mensagens instantâneas e e-mails obscenos e sexualmente sugestivos, acabaram destruindo sua carreira política em 2005.[10] Os e-mails "piraram a minha cabeça" disse o rapaz a quem Mark Foley pedira uma foto.[11] Mesmo após ter sido avisado pelo congressista Shimkus, responsável pelo setor de correspondência, os e-mails continuaram e começaram a aparecer nas redações de jornais da Flórida.[12] Em 24 de setembro de 2005, o site *Stop Sexual Predator* ("Dê um basta aos predadores sexuais") publicou fotos escaneadas dos e-mails enviados por Foley.[13] Em 2006, o acontecimento ganhou ampla repercussão na mídia e, no outono de 2006, Foley renunciou; em seguida, o FBI instaurou um inquérito administrativo. De acordo com a revista *Newsweek*, "é pouco provável que Foley venha a ser processado, a menos que surjam provas de que tenha tentado seduzir menores de idade a praticar sexo físico, e não apenas sexo virtual (por e-mail)".[14]

Os jovens dão seus endereços eletrônicos a muitas pessoas e, teoricamente, podem se expor a uma enxurrada de e-mails indesejados quando divulgam seus endereços pela internet, em sites de relacionamento. Quanto mais expostos estiverem seus e-mails, maior o risco de serem atacados por predadores sexuais, por *spam*, por *phishing* e por toda sorte de vírus. Muitos filtros anti-*spam* simplesmente não são eficientes no bloqueio de conteúdo inapropriado que chega à caixa de mensagem desses adolescentes. Além disso, alguns jovens enviam conteúdo adulto e pornográfico como anexos e disfarçam os nomes dos arquivos com títulos inocentes – enganando facilmente os filtros de conteúdo. E-mails e outras ferramentas *on-line*, como mensagem instantânea, são métodos comuns que os predadores sexuais usam para espreitar suas vítimas, quer sejam adultas ou menores de idade. O Capítulo 7 apresentará mais informações sobre como instalar programas seguros de e-mail, como proteger seus filhos contra predadores na internet e como se comunicar com segurança no mundo virtual.

Comunicação instantânea

As ferramentas de comunicação instantânea tornaram-se os programas *on-line* preferidos das crianças e dos adolescentes de hoje, ultrapassando até mesmo o e-mail, como o método predileto de se comunicar com amigos e, obviamente, com estranhos. São ferramentas fáceis de aprender, podem ser instaladas em computadores e em outros aparelhos de comunicação pessoal como, por exemplo, os *PDA*s, e o mais importante, em geral, não deixam rastro algum, nem mesmo qualquer registro que os pais possam depois procurar para ver o que seus filhos estão fazendo. Os jovens adoram esse tipo de comunicação, pois se trata de sua ferramenta secreta favorita. Entram na rede, conversam com velhos amigos, fazem novas amizades e entabulam conversas particulares que estão fora do controle dos pais. Ainda, essas ferramentas oferecem recursos técnicos para enviar anexos, teoricamente driblando verificações de antivírus, visto que podem estar criptografados. Podem até mesmo fazer chamadas telefônicas pela internet, bastando, para tanto, instalar um fone de ouvido bem baratinho a um computador convencional.

Infelizmente, a comunicação instantânea também é a ferramenta predileta dos predadores sexuais que estão em busca de jovens para bater papo e, possivelmente, explorá-los na esperança de envolvê-los em atividades sexuais. Um estudo realizado pelo Departamento de Justiça dos Estados Unidos revelou que "uma em cada sete crianças na internet foi aliciada sexualmente e uma em cada três foi exposta a material com cenas de sexo".[15] O artigo sobre esse estudo apresenta também uma relação de anúncios de serviço público patrocinados pela Procuradoria Geral da Justiça dos Estados Unidos, cujo objetivo é "informar garotas adolescentes para que não divulguem imagens ou fotos que possam colocá-las em risco".[16] Dou todo meu apoio a essas iniciativas que visam aumentar a conscientização, mas elas simplesmente não são suficientes para reduzir os riscos do mundo virtual. Fique alerta, pois há muitos predadores sexuais em busca de sexo com garotos (e com garotas também). Até agora, centenas foram presos e processados.

A fim de ilustrar a abordagem, às vezes, explícita e rude, que os predadores adotam, o que segue é um excerto, oferecido pela ABC News, retirado das mensagens instantâneas enviadas pelo congressista Mark Foley, com o pseudônimo Maf54, a um mensageiro menor de idade.

Maf54: Você está vestindo o quê?
Garoto: Camiseta e shorts.
Maf54: Adoraria deixá-lo sem nada.
Maf54: Eu deixo você excitado?
Garoto: Um pouco.
Maf54: Legal.[17]

Pessoas, como Mark Foley, que são apanhadas ou denunciadas, merecem, no mínimo, perder o emprego. Essas ações, em geral calculadas e intencionais, não são aceitáveis e seus realizadores deveriam pagar por elas e, se possível, ser processados segundo os ditames mais rígidos da lei, em âmbito estadual e federal.

Salas de bate-papo

As salas de bate-papo são uma outra forma de comunicação preferida pelos jovens de hoje. São um meio pelo qual as pessoas conversam *on-line* e expõem sua identidade ou inventam um nome diferente ou um pseudônimo. Como informado no capítulo anterior, as salas de bate-papo estão em toda a internet, são oferecidas por vários provedores e são fáceis de usar. Para aqueles que quiserem entrar numa sala de bate-papo, basta navegarem pela internet e ficarem de olho nos vários títulos das salas, até encontrarem uma que lhes agrade. Uma vez *on-line*, os usuários podem conversar entre si em tempo real – a maior parte do conteúdo nunca é registrado pelo usuário, mas normalmente pelo provedor hospedeiro da sala de bate-papo. Por razões óbvias, as salas de bate-papo, juntamente com as mensagens instantâneas e os e-mails (em comunicações individuais) são as ferramentas prediletas dos criminosos, dos distribuidores de pornografia e dos predadores sexuais. Recomendamos aos pais que seus filhos acessem esses sites apenas com sua autorização e monitoração.

Predadores virtuais

Mas o que é um predador virtual de fato? O típico predador da internet é do sexo masculino, está na meia-idade, é casado e tem filhos.[18] Embora a maioria seja do sexo masculino, até 25% são do sexo feminino.[19]

Segundo um amplo estudo realizado no Canadá em 1996, "*Mounting research evidence about sexual abuse perpetration at the hands of teen and adult females has begun to challenge our assumptions*" ("Crescentes evidências e pesquisas sobre atos de abuso sexual realizados por mulheres e jovens garotas começam a desafiar nossas crenças").[20] Esse estudo informa que "a porcentagem, registrada em estudos de caso, de mulheres e jovens garotas autoras desse tipo de crime é baixa e varia de 3 a 10%", e que um outro estudo descobriu que mulheres adultas abusam mais vítimas do sexo masculino, 37%, do que vítimas do sexo feminino, 19%.[21] De acordo com um programa da BBC News, "as mulheres cometem 25% de todo abuso sexual infantil", e 250.000 crianças no Reino Unido foram abusadas sexualmente por mulheres.[22]

O estereótipo do pervertido sexual que espreita nas sombras é uma concepção errônea que precisa ser desfeita. Segundo Marie D. Marth, que trabalha para o *Adult Probation and Parole* (promotoria de liberdade condicional de adultos), do Condado de Northampton, Inglaterra, "essas pessoas são muito inteligentes, sabem como navegar na internet e como esconder arquivos em seus computadores".[23] Alguns predadores querem interações *on-line* ou *off-line* mais oportunas e logo partem para encontros com seu amigo virtual, em geral, solicitando números de telefone e endereços pessoais ou sugerindo pontos de encontro, horas ou dias depois de conversarem pela internet. Outros ainda adotam abordagens mais calculadas por um período mais longo de tempo para ganhar mais confiança de seu amigo virtual antes de tomar medidas que normalmente incluem a troca de fotos e de endereços eletrônicos, para então arranjar um ponto de encontro. Os pais deveriam ter conhecimento de algumas definições comuns:

- **Pornografia infantil**: o uso ilegal de crianças em fotos ou filmes pornográficos; recentemente esse conceito expandiu-se e também inclui o uso de qualquer meio tecnológico e a exibição de crianças envolvidas em atos sexuais.

- **Abuso sexual infantil:** "exposição ou sujeição de crianças a algum tipo de contato, atividade ou comportamento sexual. Abuso sexual inclui os contatos oral, anal, genital; e ainda o toque a outras partes, como seios e nádegas. Inclui também o uso de objetos para penetração vaginal ou anal, para carícias sensuais ou para estímulo sexual".[24]

- **Aliciamento de menores**: aliciar uma criança a participar de conduta sexual. *Aliciar* pode significar que a conduta (o controle, a súplica ou a tentativa de persuadir uma pessoa específica) talvez se realize de alguma maneira, seja pessoalmente, por telefone, por carta ou por qualquer outro meio computadorizado ou eletrônico.[25]

- **Exploração infantil**: explorar um menor de idade por meio de vídeo, filmagens, câmeras de telefone, fotografias ou qualquer outro meio de reprodução técnica que retrate atos sexuais envolvendo um menor de idade.

- **Pedofilia:** segundo um artigo da Netsmartz, "pedófilo é aquele que tem preferência sexual por crianças pré-púberes e que tem fantasias sexuais com elas".[26]

Como os predadores sexuais entram em contato com as crianças? Por intermédio de uma variedade de meios e de tecnologias que, em geral, começa após um encontro virtual, seguido de um outro encontro, a sós e em particular. Alguns predadores simplesmente abusam de sua posição no emprego ou num trabalho voluntário e estabelecem uma ligação pessoal com o menor na tentativa de explorá-lo ou causar-lhe algum dano. Exemplos de abuso sexual infantil sem o envolvimento de tecnologia incluem o abuso de poder e a interação com menores por parte de professores, treinadores, padres, babás, parentes e amigos. Entre algumas formas de abordar uma criança na internet estão informações postadas em sites de relacionamento, e-mails, mensagens instantâneas e sala de bate-papo. O que me deixa perplexo hoje em dia com relação aos jovens plugados na rede é a facilidade com que revelam informações pessoais e problemas do dia a dia a estranhos na internet ou àqueles que se fazem passar por amigos virtuais. Conversei muito com amigos, colegas e crianças enquanto pesquisava para escrever este livro, e acredito que os jovens sejam mais crédulos do que outros quando estão *on-line* e não compreendem de fato a mente de um predador da internet, nem os riscos de divulgar informações pessoais para o mundo ver – sobretudo coisas que, é bem provável, não contariam a alguns de seus amigos pessoalmente. De qualquer modo, é tarefa de pais e professores monitorar as crianças pelas quais zelam na tentativa de protegê-las contra os riscos que simplesmente não compreendem ou preferem ignorar.

Durante minhas pesquisas sobre os predadores da internet, fiquei conhecendo um grupo que está dando um duro danado para proteger as crianças: *Perverted Justice* (www.perverted-justice.com). O grupo apareceu num documentário do *NBC Dateline*, programa televisivo norte-americano, em que expuseram situações e discussões impressionantes com predadores sexuais declarados, muitos dos quais foram condenados após se envolveram com policiais. A seguir, um exemplo do tipo de conversa virtual entre um predador e uma vítima em potencial. *Atenção*: parte do texto contém comentários vulgares, mas sinto-me na obrigação de destacá-los para ajudar a educar pais e professores sobre os perigos que as crianças correm ao acessar a internet. Comentários entre colchetes ilustram comentários adicionais pertinentes às declarações nas conversas.

A apresentação inicial ocorre numa sala de bate-papo em que um predador aborda uma criança que postara fotos e informações pessoais num site de relacionamento. A conversa a seguir é retratada como uma série de conversas particulares via MSN após o predador, um homem de 38 anos, solicitar que a conversa virtual seja transferida para um ambiente mais privativo com menos ou sem qualquer tipo de controle de registro. Nesse cenário, o predador finge ser um rapaz maduro que tenta seduzir uma garota mais nova a embarcar em situações mais arrojadas.

1° dia: Bate-papo depois da escola

Predador: legal seu *nick*.[2*]

Gatinha666: obrigada! Meio que mostra como sou – meu lado bom e meu lado mau.

Predador: já bati papos muito legais na sala de *teens*. É bom sair de um lugar lotado.

Gatinha666: acho que sim.

Predador: você acabou de sair da escola?

Gatinha666: sim. é um saco... tô com o saco muuuuito cheio.

Predador: onde você está agora?

Gatinha666: em casa.

Predador: você vai de ônibus para a escola? [Tentativa de descobrir se há supervisão dos pais ao longo do dia.]

---

2 *Apelido em inglês (N. da E.)

Gatinha666: naum... vou a pé. é bem pertinho.

Predador: seus pais estão em casa agora?

Gatinha666: naum. ainda estão no trabalho. sempre trabalhando...

Predador: alguém tem que trabalhar para pagar as contas... o que você vai fazer hoje à noite?

Gatinha666: sei lá. talvez assistir um filme ou conversar pela internet de novo...

Predador: ah? Bem, qual é a sua idade?

Gatinha666: vou fazer 13 daqui a três meses. mal posso esperar – daí talvez meus pais comecem a me levar a sério...

Predador: entendo. eles ainda tratam você como criança?

Gatinha666: tratam. sou a caçula e parece que eles não têm tempo pra mim.

Predador: onde você mora?

Gatinha666: Boston. [Ele já sabe disso a partir de uma conversa anterior na sala de bate-papo.]

Predador: eu moro nos arredores de... se seus pais não lhe dão atenção, então você pode fazer o que bem quiser. certo?

Gatinha666: nem sempre. eles nem ficariam sabendo mesmo. se eu fugisse, eles só iriam se dar conta disso dias depois.

Predador: pena que você não seja mais velha – tipo 17 anos...

Gatinha666: por quê? você gosta de mulheres mais velhas? rs

Predador: não é bem assim, só de garotas mais maduras ou que queiram experimentar coisas novas...

Gatinha666: tipo o quê? o número 666 no meu nome não está aí por acaso.

Predador: não sei. já brincou de "verdade ou consequência"?

Gatinha666: já, mas tive que beijar um cara babaca muito feio.

Predador: mas eu não sou babaca... e gosto de garota que pode ser minha melhor amiga e ficar me abraçando... me beijando...

Gatinha666: até faço isso... mas somente com o cara certo, sacou?

Predador: lógico que sim. já tive algumas namoradas, mas ainda procuro uma que me veja além da aparência.

Gatinha666: então você é um gato!!!

Predador: sei lá. sou tipo normal, mas a mulherada diz que sou uma gracinha.

Gatinha666: envia uma foto pra mim.

Predador: tudo bem, mas não vale rir... eu tirei quando tinha 16. [Mentira deslavada.]

Gatinha666: tudo bem... vou enviar uma minha e daí a gente compara. cada um avalia o outro.

Predador: seja boazinha... tenho certeza de que você é muito bonita. você parece bem legal *on-line* e eu adoro conversar com você. vamos conversar amanhã...

Gatinha666: ok, mas me envia a foto via MSN [Predadores preferem usar ferramentas como MSN para enviar arquivos porque eles geralmente não deixam nenhum tipo de registro da transferência como o e-mail deixaria.]

Nesse caso, o predador provavelmente enviaria uma foto de um lindo rapaz de 17 anos na tentativa de seduzi-la para um encontro. A essa altura, ele acelera mais e parte para uma discussão sobre experiências sexuais.

3º dia: Após vários dias de conversas triviais para se conhecerem mais

Predador: ok. vamos jogar "verdade ou consequência"... [Hora de descobrir o quanto ela pode jogar, na esperança de que ela escolha "consequência".]

Gatinha666: ok. consequência.

Predador: duvido que você tire a parte de cima, corra até a calçada e volte...

Gatinha666: sério????

Predador: amarelou, hein? tá com medo que alguém veja seu lindo corpinho? coloquei sua foto em cima do meu monitor assim fico vendo você enquanto a gente conversa...

Gatinha666: ah... não fica falando que amarelei. só espera até chegar a minha vez. já volto.

Predador: como queria ter uma câmera agora para ver esta... cena engraçada.

Gatinha666: tô de volta!!! acho que um tiozinho aqui da rua me viu... foi engraçado... agora é minha vez.

Predador: você demorou quanto tempo?

Gatinha666: depois que tirei a parte de cima – uns 30 segundos. sou muito rápida.

Predador: rápida em que sentido?

Gatinha666: rápida pra correr, estúpido.

Gatinha666: agora é minha vez: "verdade ou consequência"?

Predador: verdade.

Gatinha666: até que ponto já foi?

Predador: você tá querendo dizer????

Gatinha666: sim.

Predador: se eu já transei... é uma loucura, mas com garotas que realmente gosto. Você já transou? [Tentando descobrir se tem experiência sexual.]

Gatinha666: tipo.

Predador: tipo, como? é um sim ou um não? tudo bem se você estiver esperando pelo cara certo. não tiro sua razão, mas é muito bom quando se liga a alguém que realmente goste...

Gatinha666: ok, não cheguei até lá, mas quase...

Predador: quase quanto?

Gatinha666: tenho medo de ir até o fim... uma amiga minha disse que dói. prefiro fazer boquetes...

Predador: tudo bem, mas não precisa ter medo. talvez eu possa ajudar...

Gatinha666: como??? tá falando sério? que tipo de dicas você pode me dar?

Predador: tô falando sério... parece que a gente se deu bem. a gente podia se encontrar pra se conhecer melhor. nunca se sabe... eu seria bem gentil com você...

Gatinha666: que engraçado. gostaria de conhecer você.

Predador: que legal ouvir isto. não consigo parar de pensar em você correndo até a calçada, seus peitinhos balançando ao vento...

Gatinha666: você me faz rir. eles não são tão grandes assim – mas estão crescendo... rs.

Predador: acho que você é bem legal e uma gatinha também...

Gatinha666: acho que você é uma graça.

A essa altura, ele muda o tom para parecer mais sensual, em seguida, recua um pouco e volta a falar sobre a ideia do encontro.

Predador: seus pais estão em casa?

Gatinha666: não, por quê?

Predador: algo me diz que tem uma voz sexy para sua idade... queria saber como sua voz é...

Gatinha666: tá bom! vai ficar querendo. e sua voz, como é? de jovem ou de velho?

Predador: de garoto bonitinho, sua bobinha... você sabe gravar um arquivo de áudio?

Gatinha666: não...

Predador: eu poderia ensinar você ou é mais fácil telefonar? tem um telefone em que possa ligar para falar direto com você – tipo um celular? [Predadores em geral buscam formas de contato com a vítima que não envolvam os pais e não possam ser rastreadas com facilidade.]

Gatinha666: tem. meu pai me deu um celular para se comunicar comigo já que ele tá sempre trabalhando ou viajando a serviço... meu celular é 617-xxx-xxxx. qual é seu telefone?

Predador: eu vou te ligar. espera...

Gatinha666: ok... tô ficando tensa...

Predador: todinha tensa? os mamilos estão arrepiados também?

Gatinha666: sério? sim – um pouco...

Predador: legal... você tem mamilos pequenos ou grandes? tô discando.

Ele digita um prefixo para impedir a identificação de chamada, assim ela não poderá ver seu número, e finge ser um adolescente mais velho.

Após ligar, ele volta ao bate-papo virtual.

Gatinha666: você não tem voz de 17, de mais velho...

Predador: não... apenas uma voz grossa. as garotas da escola falam que é sexy...

Gatinha666: você tem namorada?

Predador: não, mas gostaria de ter uma. sua voz é sexy... quem sabe a gente pode se encontrar e ficar mais à vontade???

Gatinha666: ahh... lá vem ele querendo me ensinar coisas de novo. calma... tudo a seu tempo.

Predador: quem sabe então você me deixa ver um pouco mais do que aquela foto que você enviou? que tal apenas um *flash* de uma videocâmera? você tem uma no seu computador?

Gatinha666: não. meu pai acha que é arriscado demais para mim... ele tem razão!!!!!

Predador: tudo bem. então posso fazer uma pergunta já que você está toda excitada???

Gatinha666: tudo bem.

Predador: de que cor é a sua calcinha?

Gatinha666: tô sem...

Predador: legal.

Gatinha666: tô brincando... tô com calcinha vermelha e branca...

Predador: e o que a calcinha tá tapando? algo interessante?

Gatinha666: tipo o quê? se eu sou menino ou menina... rs.

Predador: lógico que não, você sabe o que estou falando... você tem pelos lá? [Alguns predadores sexuais que buscam jovenzinhas são fanáticos por genitais limpos ou raspados.]

Gatinha666: que engraçado... sim, por quê?

Predador: sei lá. parece que garotas mais velhas têm mania de raspar. pra tipo parecer mais sexy. você rasparia? [Tentativa de fazê-la agir com mais maturidade e de levá-la a fazer coisas que mulheres mais velhas fariam; uma abordagem muito comum entre os predadores.]

Gatinha666: aaiiiiiii! eu provavelmente me cortaria toda e deixaria sangue por todo o chão... que nojo...

Predador: não é tão ruim assim. dá uma olhada no site que eu vou lhe indicar e você vai ver o que eu quero dizer... [Ele passa a ela um endereço de um site para adolescentes que mostra uma série de garotas fazendo poses indecentes.]

Gatinha666: isso eu vou ter que ver... dá um tempo, vou baixar o site... que sinistro!!!! algumas meninas parece que têm a minha idade! você visita muito esses sites?

Predador: naum... um amigo meu me falou desse site. minha última namorada era toda *raspadinha*... fica bem sexy. você deveria experimentar. tenta dar uma aparada primeiro. depois usa uns cremes...

Gatinha666: você tá falando sério? seu tarado!!!

Predador: tá bom, então não precisa experimentar. não sou tarado... só pensei que garotas mais velhas encarassem isso numa boa. pensei que você também pudesse... [Tentativa de correção.]

Gatinha666: até posso encarar numa boa. acho que sou madura para a minha idade.

Predador: então prova. [Investindo em sua abordagem de ousadia anterior.]

Gatinha666: tá bom... tá bom, quem sabe eu tente...

Predador: essa é a minha garota... a gente bem que poderia se encontrar pessoalmente logo... que tal na quinta depois da escola?

Gatinha666: não dá. tô indo estudar com uma amiga. que tal na semana que vem?

Predador: que dia? mal posso esperar para encontrar você e começar o processo de torná-la uma mulher mais experiente... quem sabe a gente faz um curso intensivo e deixa esse seu medo de fazer sexo pra trás...

Gatinha666: calminha... tudo a seu tempo...

Predador: então eu tenho uma chance? legal... adoraria ser o primeiro na sua vida... você parece especial para mim... prometo que serei gentil quando eu foder você! não gosto de usar camisinhas – espero que não se importe... [Predadores sexuais em geral arriscam conversas mais ousadas como um mecanismo para testar os ânimos e avaliar as reações.]

Gatinha666: o quê?

Predador: só tô brincando... você não tá vendo que é piada?

Gatinha666: tô sim, mas foi muito grosseiro da sua parte... prefiro dizer *fazer amor*. é isso que minha mãe me diz.

Predador: lá vem você de novo. pensei ter ouvido que em você havia uma pequena 666! falando sério agora, adoraria encontrá-la pessoalmente pra a gente se conhecer. talvez pegar um cineminha ou algo assim?

Gatinha666: parece legal.

Predador: que tal a gente se encontrar na esquina da biblioteca, a uns dois quilômetros da escola na segunda às sete da noite?

Gatinha666: por que tão tarde e num lugar escuro?

Predador: tenho que resolver umas coisas com meu irmão antes... daí talvez a gente pegue um cinema às oito e se conhece melhor... [Lugares escuros dão aos predadores mais opções, que incluem rapto. Muitos encontros sexuais têm ocorrido após um breve rapto, que resulta em agressão sexual, possivelmente no carro ou num lugar próximo ao carro. Alguns predadores mantêm suas vítimas presas por dias ou até mesmo semanas, às vezes torturando-as sexualmente. Outros abandonam suas vítimas em outros lugares após a agressão inicial.]

Gatinha666: parece legal. preciso conversar com a minha mãe...

Predador: deixe seus pais fora disso!!! apenas imaginei uma maneira de a gente se ver... tipo o primeiro encontro romântico... agora sou eu que estou ficando tenso...

Gatinha666: eu também tô animada pra te encontrar. tudo bem, vou dizer a minha mãe que vou estudar na casa de uns amigos. não tenho certeza do cinema, vai depender de como ela vai reagir quando eu sair...

Predador: tudo bem. mal posso esperar pra encontrar você pessoalmente. vou estar num mustang azul escuro maneiro! meu irmão mais velho deixa eu pegar o carro emprestado de vez em quando...

Gatinha666: uau – maneiro!!! espero que você esteja tão maneiro quanto o carro...

Predador: você vai ver... vejo você na segunda. eu ligo pra você no celular às 6 no dia, pra ter certeza de que você estará lá. não deixe seus pais verem você receber a chamada senão eles nunca vão deixar você sair e sua chance de encontrar seu príncipe encantado irá por água abaixo...

Gatinha666: que drama... eu estarei lá.

Predador: não se esqueça de vestir algo sensual! todos que nos virem juntos vão querer estar com a gostosinha, que também é uma pessoa legal...

Gatinha666: sério?

Predador: lógico. mal posso esperar para o nosso primeiro encontro. lembre-se – não conte a ninguém – mal posso esperar para vê-la. tchau!

Bate-papos como esse e alguns até mesmo mais audaciosos ocorrem o tempo todo. Crianças que entram nas salas de bate-papo, que usam mensagem instantânea ou que têm perfil num site de relacionamento ou uma *webpage* estão correndo risco. A primeira providência a ser tomada pelos pais é perguntar aos filhos que ferramentas e sites usam e visitam. Nem sempre acredite em suas respostas, visto que as crianças tendem a omitir determinadas atividades por se acharem suficientemente maduras para lidar com elas. A providência seguinte é usar programas secretos, discutidos no Capítulo 5, para descobrir senhas usadas na internet. Uma vez com as senhas, poderá explorar os sites para verificar os conteúdos e para gravar atividades *on-line,* como conversas para descobrir o que as crianças estão fazendo. A internet pode ser um lugar assustador, e a única defesa dos pais e professores é invadir a privacidade das crianças. Às vezes, é necessário que os pais vasculhem o mundo virtual de seus filhos de maneira não muito nobre. Os pais precisam fazer o que for necessário para manter predadores como esse e outros materiais indesejados longe dos filhos. Visite o site *Perveted Justice* para ver trechos de entrevistas com criminosos condenados.

Blogs e redes de relacionamento

Um *blog* é basicamente um diário virtual postado num site da internet. É uma moda que ganhou muito destaque nos últimos anos e ficou popular entre a geração dos mais jovens. Predadores sexuais, inclusive os mais velhos, logo se inteiraram da novidade e conhecem muito bem sites de relacionamento como MySpace e Friendster, para espreitar suas vítimas. MySpace e outros sites têm muitos benefícios, mas com eles vêm os riscos, inclusive oferecendo aos adolescentes (e crianças que se passam por adolescentes) caminhos virtuais para que se exponham. O Capítulo 4 traz vários exemplos de tragédias do mundo real que aconteceram como resultado da excessiva exposição que as crianças fazem sobre si mesmas ou dos encontros virtuais que têm com a pessoa errada.

Mensagens de texto via telefones celulares (SMS)

Mensagem de texto é um outro meio popular de comunicação *on-line*, uma modalidade que expandiu rapidamente graças à proliferação de telefones celulares cada vez mais baratos. Em alguns países, com culturas mais rígidas que proíbem adolescentes solteiros de se relacionarem com o sexo oposto por meio de encontros pessoais, a mensagem de texto funciona como uma boa alternativa para se corresponderem até mesmo quando as distâncias são curtas, mesmo quando estão dentro do mesmo cybercafé e do mesmo carro. Muitas empresas de telefonia oferecem pacotes e serviços de mensagem de texto como parte de suas contas mensais sem qualquer custo adicional, ao passo que outras cobram uma pequena taxa por mensagem enviada. Essas contas podem logo ficar muito altas à medida que os adolescentes cada vez mais lançam mão desse serviço; assim, verifique as contas para saber com que frequência seu filho usa o celular e, então, avalie se é necessário monitorar e examinar tal atividade. Ligue para a sua operadora de telefonia celular e pergunte qual o melhor modo de examinar mensagens de texto enviadas e recebidas por meio desse serviço.

Quanto às mensagens de texto, os jovens, em geral, começam a cometer erros quando dão seu número de telefone ou iniciam conversas virtuais com pessoas que não conhecem e quando revelam informações pessoais, como nome completo, endereço, nome da escola etc. Predadores *on-line* são bastante eficientes quando expõem informações e usam alguns dados pessoais para conseguir mais informações de outra pessoa. O Capítulo 4 apresenta algumas tragédias envolvendo mensagens de texto e celulares; histórias tristes, mas dignas de nossa leitura.

PDAs

PDAs, assistentes digitais pessoais, também conhecidos com *palmtop computers,* computadores de mão ou simplesmente *palmtops*, são aparelhos que evoluíram a partir dos celulares e incluem funções adicionais, além de fazer chamadas de voz. Suas ferramentas comuns são chamadas de correio de voz, mensagem de texto, mensagens instantâneas, navegador de internet acoplado, calendário, agenda, lista de tarefas e bloco de notas. Há vários fabricantes de *PDAs*, entre eles estão: Blackberry, Microsoft,

Hewlett Packard, Sony e Palm. O interessante sobre esses aparelhos são suas funções, a contínua queda nos preços e a ampla adesão dos jovens. Os adolescentes usam esses aparelhos em virtude da ampla aceitação por parte de pais, professores e outros profissionais, o que, por sua vez, facilita a aceitação por parte dos adultos que acabam comprando esses produtos para seus filhos.

Os riscos de se usar um *PDA* é que ele complica a habilidade dos pais de proteger seus filhos e de monitorar atividades *on-line*, pois esse tipo de aparelho opera independentemente de estar conectado a outro computador, o que torna mais difícil controlar seu uso, monitorar que tipos de programas foram instalados nele e verificar as pessoas e os sites que seus filhos andam visitando com ele. Carrego comigo um sofisticado Blackberry e não consigo imaginar o que seriam minha vida pessoal e minha vida profissional sem ele. No entanto, minha mulher não tem a mínima ideia do que faço ou que sites acesso com ele – o que apenas confirma quão difícil é para um adulto administrar tais aparelhinhos. A maioria dos sites que as pessoas visitam ou as mensagens que enviam não são registradas ou recuperadas pelos pais ou pelos empregadores. Os pais que decidirem permitir que seus filhos tenham um desses aparelhos multifuncionais deveriam consultar as operadoras desse serviço (por exemplo: T-Mobile, AT&T etc.) para que os auxiliem na obtenção de relatórios das atividades *on-line* de seus filhos. Normalmente, todas as informações ficam registradas na operadora e deverão ser fornecidas mediante mandado judicial; entretanto, não são armazenadas para sempre em virtude dos altos custos de armazenamento nos servidores e nos sistemas de disco.

ALGUMAS ESTATÍSTICAS SOBRE JOVENS INTERNAUTAS

Há inúmeros e excelentes estudos publicados que avaliam os adolescentes na internet, os riscos que correm e as estatísticas que acompanham tudo isso. Destaco aqui três relatórios que oferecem realidades aviltantes e assustadoras associadas aos jovens internautas dos dias de hoje.

Netzmarts

O Netzmarts Workshop é um grande recurso do NCMEC (*National Center for Missing and Exploited Children* – órgão norte-americano de combate à pornografia e à pedofilia infantil) e do BGCA (*Boys and Girls Clubs of America*).[27] Eis aqui alguns dados desse relatório:

- 61% dos jovens entre 13 a 17 anos têm perfil num site de relacionamento.
- 71% receberam mensagens *on-line* de alguém que não conheciam.
- 45% receberam pedidos de pessoas estranhas para que dessem informações pessoais.
- 30% consideraram a possibilidade de encontrar pessoalmente alguém que conheceram pela internet.
- 14% encontraram de fato pessoas que conheceram pela internet (9% dos jovens com idade entre 13 a 15 e 22% com idades entre 16 a 17 anos).[28]

NCMEC (National Center for Missing and Exploited Children)

Fundado em 1984, o NCMEC ajuda a impedir a abdução e a exploração sexual de menores, ajuda a encontrar crianças perdidas e oferece assistência às vítimas.[29] Além de administrar a CyberTipline, o NCMEC funciona como um centro de gerenciamento de informações sobre crianças perdidas e exploradas.[30] De acordo com um estudo do NCMEC, realizado em 2000, dos 1.501 menores de idade que usavam regularmente a internet:

- 1 em cada 33 adolescentes recebeu algum tipo de proposta agressiva de sexo de uma pessoa que pediu para se encontrarem.
- 1 em cada 17 foi ameaçado ou assediado.
- 25% daqueles que receberam proposta de sexo contaram aos pais.
- 33% dos pais entrevistados que possuíam computador em casa relataram que tinham instalado programas de controle de conteúdo da internet para ajudar a proteger os filhos.
- Garotas receberam mais convites do que garotos, 66% contra 33%, respectivamente.
- Adolescentes mais novos (com idade entre 10 a 13 anos) se sentiram mais abalados com as propostas do que adolescentes mais velhos, sugerindo que essa faixa etária tem mais dificuldade de superar tais situações.
- Segundo os relatos, apenas pouco mais de 66% dos aliciadores eram homens, comparados a 25% de mulheres.
- 70% dos jovens entrevistados relataram estar em casa quando

receberam a proposta de sexo *on-line*, comparados a 22% que estavam na casa de outra pessoa.[31]

Eis aqui alguns depoimentos assustadores dos jovens entrevistados para o relatório do NCMEC:

- A uma garota de 13 anos solicitaram o tamanho do seu sutiã.
- Uma garota de 12 anos relatou que seus interlocutores *on-line* descreviam atividades sexuais que estavam fazendo e pediram que se masturbasse.
- Um garoto de 13 anos relatou que uma mulher perguntou qual era o tamanho do seu pênis e pediu que se masturbasse até atingir o orgasmo.[32]

The Exposure of Youth to Unwanted Sexual Material on the Internet: A National Survey of Risk, Impact, and Preventions (A exposição de jovens a material sexual na internet: uma pesquisa nacional sobre risco, impacto e prevenções)

Em 2003, a Universidade de New Hampshire publicou um estudo em que foram entrevistados mais de 1.000 jovens (796 garotos e 705 garotas), com idade entre 10 a 17 anos, e seus responsáveis. O que vem a seguir oferece alguns destaques interessantes que ratificam os riscos apresentados neste capítulo:

- 25% dos jovens relataram pelo menos uma exposição indesejada a fotos com cenas de sexo enquanto estavam na internet no ano anterior.
- 73% de tais exposições ocorreram enquanto navegavam na internet, e 27% ocorreram enquanto verificavam o e-mail ou clicavam *links* oferecidos pelos bate-papos de mensagem instantânea.
- 67% dos incidentes ocorreram em casa; 15%, na escola; 13%, na casa de uma outra pessoa e 3%, na biblioteca.
- 32% das imagens exibidas mostraram pessoas fazendo sexo e 7% envolviam violência e nudez.
- 92% das exposições a e-mails vieram de remetentes desconhecidos.
- Os garotos (57%) receberam mais material sexual indesejado do que as garotas (42%).
- Jovens com idade em torno de 15 anos (60%) foram mais expostos do que jovens com menos idade.

- Jovens perturbados, que relataram abuso físico e sexual ou depressão, foram os mais expostos.[33]

Desnecessário dizer que há muitas pesquisas apoiando a necessidade de pais e educadores adotarem uma postura mais enérgica a fim de ajudar os menores de hoje e os líderes de amanhã contra alguns dos maiores riscos da internet.

O QUE OS PAIS ESTÃO FAZENDO PARA PROTEGER SEUS FILHOS?

Antes de mergulhar nas ferramentas que os jovens usam para acessar a internet, veja os resultados de duas pesquisas que avaliam o modo como os pais estão agindo para proteger seus filhos.

Parents' Internet Monitoring Study (Estudo de Monitoramento da Internet pelos Pais)

A Cox Communications, o NCMEC e a Netsmartz realizaram, em fevereiro de 2005, um estudo com 503 pais e adolescentes (com idade entre 13 e 17 anos) que tinham acesso à internet de casa. Abaixo, encontram-se algumas das principais descobertas:

- O lugar preferido para se colocar o computador é a sala de estar da família (34%), seguida pelo quarto (30%).
- 51% dos pais não têm aplicativos em seus computadores ou não sabem se há algum aplicativo instalado no computador de casa para monitorar seus filhos na internet.
- Dos 49% que usam programas para monitorar seus filhos, 87% inspecionam as atividades dos filhos, 23% dizem fazer isso todo dia e 33%, mensalmente, na melhor das hipóteses.
- 61% dos pais relatam que seus filhos usam sala de bate-papo e mensagem instantânea.
- 42% dos pais não verificam o que seus filhos leem ou escrevem nas salas de bate-papo via mensagem instantânea.
- 96% dos pais não sabiam que P911, na gíria do mundo *nerd*, significa "meus pais estão chegando", e 92% não sabiam que A/S/L significa *age/sex/location* (idade/sexo/local).[34]

Smith Survey of Child Internet Usage and Parental Protection (pesquisa realizada por mim sobre como a criança usa a internet e o que os pais fazem para protegê-la)

Conduzi uma pesquisa anônima com 100 pais nos Estados Unidos que têm filhos com idades entre 8 a 17 anos. Propositalmente, ampliei a faixa etária para essa pesquisa e incluí crianças menores de 10 anos, visto que vi alunos do ensino fundamental usando computador na escola nos últimos anos. Também propositalmente, solicitei perguntas específicas sobre como e que ferramentas os pais usam para monitorar ou bloquear conteúdo inapropriado. Os resultados dessa pesquisa são alarmantes, sobretudo para as crianças mais novas, e claramente revelam que os pais estão muito perdidos no que se refere aos riscos que espreitam na internet e como, de fato, monitoram e protegem seus filhos. Consulte a Tabela 3.2 para ter uma ideia da situação.

Os resultados totais da minha pesquisa se mostraram consistentes, principalmente com os resultados de outras pesquisas de grande escala. O que minha pesquisa revelou é que os pais pensam que olhar por cima do ombro dos filhos periodicamente ou colocar o computador numa área comum na casa seja um modo eficiente de monitoração. Além disso, embora o uso do Supervisor de Conteúdo do Internet Explorer seja bem intencionado, raramente detém um *nerd* da tecnologia, que pode fazer uma das seguintes coisas para impedir seus filtros:

- Burlar as configurações do Supervisor de Conteúdo do Internet Explorer. Muitos pais com os quais conversei que usam o Supervisor de Conteúdo do Internet Explorer checam a categoria de conteúdo adulto como seu único método de usar tecnologia para prevenir conteúdo inapropriado. O Supervisor de Conteúdo do Internet Explorer permite que as seguintes categorias sejam ativadas: linguagem, nudez, sexo e violência. Não habilita um conjunto mais sofisticado de restrições que outros programas oferecem. Ainda assim, muitos adolescentes serão capazes de acessar sites de relacionamento, salas de bate-papo, mensagem instantânea etc. por causa do modo como a maioria dos pais usa o Supervisor de Conteúdo do Internet Explorer.
- Descobrir a senha e alterá-la. Isso feito, qualquer um pode apagar com frequência arquivos temporários da internet (*cache*), os *cookies*, e o histórico para esconder o que está fazendo na internet.

Tabela 3.2 Tabulação dos resultados obtidos na Pesquisa Smith

Pergunta 1. Seus filhos menores de 18 anos têm acesso à internet ou a outra tecnologia associada à internet? Por exemplo: (a) navegador da internet, (b) mensagem de texto via telefone, (c) contas de *e-mail*, (d) contas de mensagem instantânea, (e) *palmtops* com mensagem de texto?

Sim: 96%

Não: 4%

P2. Seus filhos com acesso à internet têm que idade? Os resultados apresentam a média de idade, dos mais jovens aos mais velhos, em famílias com vários filhos.

1. Filho nº. 1: 11,6 anos
2. Filho nº. 2: 10,6 anos
3. Filho nº. 3: 10,3 anos
4. Filho nº. 4: 12 anos

Curiosa e surpreendemente, também detectei o filho mais novo e o mais velho com acesso à internet: o mais novo tinha 4 anos e o mais velho, 17. Vários pais informaram que tinham filhos mais novos também, na faixa de 5 a 7 anos.

P3. Vocês acham que a internet traz algum risco às crianças hoje em dia?

Sim: 98%

Não: 2%

P4. Vocês monitoram o acesso de seus filhos à internet?

Sim: 95%

Não: 5%

Essas respostas incluíram monitoração moderada da internet, como, por exemplo, de vez em quando dar uma olhada no monitor para ver o que a criança está fazendo. Uma monitoração moderada não é muito eficaz, sobretudo quando as crianças estiverem entrando na adolescência.

P5. Em caso de resposta afirmativa para a pergunta anterior, como vocês monitoram esse acesso?

As respostas que seguem foram as mais comuns (em ordem descrescente).

1. O computador fica num espaço comum e checamos regularmente o que eles estão fazendo. Eles não têm computador no quarto.
2. Estou com eles na mesma sala, sempre.
3. Fico perto deles quando têm que responder a um e-mail ou fazer alguma pesquisa na internet. Os navegadores que usam são: askforkids.com, kidsclick.com e yahooligans.com para filtrar algum tipo de material questionável na rede.
4. Entro de repente no local onde estão usando o computador. Faço perguntas sobre o que estão usando na internet e depois faço uma "vistoria aleatória" nas visitas que fizeram.
5. Todos os e-mails recebidos vão para a minha caixa de entrada de e-mail pessoal.
6. Uso o CyberSitter e verifico os registros criados pelo Internet Explorer e pelo CyberSitter e recebo um e-mail todo dia sobre as atividades de mensagem instantânea.

As seguintes respostas foram menos comuns:

1. Programas *keyloggers* (registradores de teclado), a localização do computador (no meio da sala de estar da família), horários de uso e programas de controle paterno.
2. Bloqueadores paternos e verificação de e-mails.
3. Tenho AOL, que tem bons controles paternos. Bloqueiam sites que são inapropriados e os pais podem bloquear outras coisas que você achar inapropriadas. Ao final do dia, enviam-lhes um e-mail informando os sites visitados com sucesso e os que foram bloqueados. Também informam as pessoas com quem trocaram mensagens instantâneas e a quantidade de e-mails enviados e recebidos. Posso estabelecer quanto tempo podem ficar diariamente na internet e bloqueei por completo o acesso a salas de bate-papo.

Para completar esta seção, apresento uma resposta muito interessante e pessoal:
Regra nº. 1: Um adulto precisa estar presente quando minha filha usa o computador. Ademais, esforcei-me ao máximo para incutir em meus filhos valores cristãos e sempre lhes peço para que sigam os dez mandamentos em todos os setores de suas vidas. No entanto, não sou tão ingênuo a ponto de acreditar que esses parâmetros não venham a ser testados por indivíduos ardilosos e calculistas que continuam a infestar nossa sociedade por meio da falta de respeito pela vida e pela vontade divina do Senhor. Vivemos num mundo nefasto e somente a presença dos pais pode garantir a segurança de seus filhos!

P6. Qual a idade de seus filhos quando lhes permitiu o acesso às seguintes tecnologias?

(daqueles com acesso)	menor idade	idade média	maior idade
Observação: 0 significa que as crianças não tinham acesso			
1. Internet/navegador da internet	4	8,8	15
2. Contas de e-mail	4	9,6	15
3. Celulares sem mensagens de texto	7	12,2	16
4. Celulares com mensagens de texto	10	13,6	16
5. Contas de mensagem instantânea	8	11,4	16
6. Contas em sites de relacionamento/ *Blogs* (como MySpace)	10	14,2	17

P7. Qual a principal razão pela qual deixa seus filhos acessarem a internet ou outra tecnologia a ela associada?

1. Pressão dos colegas – outras crianças têm acesso	3%
2. Trabalhos e projetos escolares	68%
3. Para ficarem em contato comigo – eu trabalho	0%
4. São crianças boas e confio nelas	18%
5. Outra razão	11%

P8. Você bloqueia ou controla os sites da internet que seus filhos consultam?

Sim: 39%
Não: 61%

Observação: esses números estão de acordo com outros estudos já realizados, em que aos pais é solicitado se usam programas específicos para ajudar a bloquear conteúdos, sites, serviços questionáveis, tais como mensagens instantâneas e salas de bate-papo *on-line*.

P9. Em caso de resposta afirmativa para a pergunta anterior, quais são as principais ferramentas que você usa para bloquear ou controlar o conteúdo que seu filho consulta na internet? As respostas abaixo, em ordem decrescente, foram as mais comuns oferecidas por pais que efetivamente empregaram programas de segurança.

1. Supervisor de Conteúdo do Internet Explorer (escolha líder numa proporção de 2:1 dentre todas as opções)
2. Controles paternos da AOL
3. Cybersitter
4. SurfPatrol
5. Norton Internet Security
6. Não tenho certeza do nome, meu marido que instalou
7. Controles paternos da Earthlink
8. SafeEyes
9. KidsWatch

Uma última resposta interessante: tentei bloquear com Runescape, mas eles descobriram e desbloquearam. Além do mais, não estou nem aí porque confio neles.

P10. Você conhece alguém cujos filhos (com idade igual ou inferior a 17 anos) foram lesados emocional ou fisicamente quando usavam ou acessavam a internet?

Sim: 22%
Não: 78%

- Instalar um outro navegador e não deixá-lo à vista na Área de trabalho. Entre os favoritos estão Firefox e Netscape. As configurações do Internet Explorer simplesmente não funcionam nesses navegadores e, assim, as crianças acessam qualquer site ou serviço que quiserem.
- Usar um site *proxy*, que permite navegar anonimamente na internet, mascarando os sites que as crianças visitam. Uma vez conectado a um site *proxy*, futuras páginas da internet visualizadas são difíceis de registrar e monitorar, camuflando, assim, o verdadeiro destino de muitos jovens que usam a internet. Sofisticados programas de controle de conteúdo da internet podem bloquear o acesso a esses sites e remover o risco.
- Tomar emprestado o serviço de internet sem fio de um vizinho e driblar qualquer restrição de um *firewall* instalado no computador residencial. Nesse caso, é necessário um cartão de rede sem fio para burlar as restrições.

Fiquei impressionado com o fato de que os pais permitam que crianças bem novas naveguem na internet, tenham contas de e-mail e utilizem ferramentas de mensagem instantânea. Parece que esses pais estão sendo indulgentes demais com seus filhos quanto ao acesso que têm à internet, e talvez não compreendam totalmente os riscos que correm. Espero que, após lerem este e o capítulo seguinte, os pais comecem a praticar alguns de seus privilégios e a estabelecer monitoração real que envolva o uso de programas mais sofisticados (que serão discutidos no Capítulo 5).

Descobri que a idade média permitida para que as crianças usem sites de relacionamento, pouco mais de 14 anos, era muita baixa, pois a maioria dos sites somente permite que jovens com idade igual ou acima de 14 anos se registrem. Também achei interessante o fato de os pais afirmarem, praticamente com certeza absoluta, que seus filhos usam ou não e-mail, mensagem instantânea e sites de relacionamento. Sessenta e um por cento (61%) dos respondentes informaram que não usavam programas para controlar as atividades de seus filhos na internet, como poderiam então ter tanta certeza se as crianças tinham contas de e-mail, usavam mensagem instantânea e haviam postado informações pessoais num site de relacionamento? Sem programas de monitoração de registro, a única coisa com que podem contar são seus olhos.

Também fiquei surpreso com o maior número de respostas do que o previsto (22% responderam "Sim") à pergunta "Você conhece alguém cujos filhos (com idade igual ou inferior a 17 anos) foram lesados emocional ou fisicamente quando usavam ou acessavam a internet?". Eu esperava um número menor. Esse resultado parece indicar que muitos mais jovens já foram lesados emocional ou fisicamente na internet, algo superior ao que previra. Gostaria que houvesse pesquisas nacionais mais abrangentes explorando essa questão para vermos o impacto em escala bem maior antes que pudéssemos tirar nossas conclusões formais.

COMO ANDA A PROTEÇÃO NAS ESCOLAS E NAS BIBLIOTECAS

Embora as escolas e as bibliotecas já tenham progredido bastante no que se refere a ajudar na proteção de nossos jovens internautas, ainda têm um longo caminho pela frente. Duas leis específicas nos Estados Unidos têm ajudado muito nesse sentido. O decreto COPPA (*Children's Online Privacy Proctetion Act* – Decreto de Proteção à Privacidade *On-line* de Crianças), de 1998, foi assinado para evitar que serviços *on-line* e *websites* coletem informações pessoais de uma criança, que, segundo definição legal, é todo indivíduo menor de 13 anos de idade.[35] O CIPA (*Children's Internet Protection Act* – Decreto de Proteção às Crianças na Internet), transformado em lei em dezembro de 2000, exige que as escolas que recebem determinadas subvenções federais e fazem parte do programa *E-rate* (programa de subvenção a escolas e a bibliotecas norte-americanas) tenham uma política de segurança de uso da internet e ofereçam tecnologia para a proteção e o amparo de crianças e adultos contra conteúdo inaceitável, inclusive "ilusão visual", que seja obsceno, nocivo às crianças ou que contenha pornografia infantil.[36] Outros países têm leis semelhantes e aprovaram uma série de dispositivos legais com o objetivo de proteger menores de idade e processar aqueles que deles abusarem. O CIPA exige que certas escolas adotem políticas e proteção de *software*. Em suma, algumas escolas fazem um melhor uso dos programas de controle de conteúdo da internet e dispõem de melhores soluções de monitoramento do que outras escolas, que acabam expondo seus alunos a riscos adicionais.

Para comprovar minha argumentação, em novembro de 2006, fiz uma série de testes num amplo sistema educacional público com o seguinte perfil: mais de 100.000 alunos, mais de 150 escolas no condado, mais de 150.000 funcionários. O sistema educacional tinha políticas de internet e programas instalados no condado todo. Realizei meu teste usando a conta de um usuário segundanista. Os resultados a seguir revelam o que consegui e o que não consegui acessar durante o teste.

Acessos bem-sucedidos

- Acessei o Google e alterei as configurações de navegação segura de "moderado" para "nenhum". Essa configuração salva as preferências no computador e influencia amplamente os resultados das buscas.
- Busquei a palavra "sexo", com um resultado de 415 milhões de *links*.
- Acessei muitas páginas com cenas de sexo via aba de Imagens do Google após os resultados terem sido exibidos.
- Visualizei um vídeo caseiro postado na internet (era um dos *links* resultantes da busca na Google) com duas pessoas adultas fazendo sexo na cozinha.
- Baixei um outro navegador (Netscape).
- Acessei páginas de e-mail particular (por exemplo, correio MSN).

Tentativas mal sucedidas

- Não consegui acessar vários sites com conteúdo adulto pelo nome (por exemplo, www.playboy.com).
- Não foi possível acessar sites normalmente usados para camuflar atividades *on-line*.
- Fui incapaz de remover programas que estavam instalados no computador.
- Não consegui alterar programas listados no *Menu* Iniciar dentro do sistema operacional.
- Não fui capaz de acessar a tela de comando para entrar no sistema operacional ou para programar comandos manualmente.

As redes privadas de educação normalmente têm sistemas de proteção de internet instalados, mas novamente esses sistemas variam muito na qualidade de suas ferramentas e no pessoal de suporte técnico, sobretudo por causa dos custos. As escolas mais ricas têm, assim, condições de ter uma proteção melhor, porém somente se o pessoal do suporte técnico ou os profissionais terceirizados estiverem de fato comprometidos em oferecer essa proteção. Numa escola particular que visitei, o *software* de monitoração estava instalado para detectar sites e serviços (mensagem instantânea, *VOIP* etc.) que as crianças estavam usando, mas, na realidade, não estavam bloqueando o acesso a esses sites ou serviços.

As bibliotecas públicas nos Estados Unidos oferecem um outro lugar para que crianças e predadores visualizem conteúdo inapropriado ou simplesmente se comuniquem via ferramentas *on-line*, muitas das quais são criptografadas para esconder a conversa *on-line* de atendentes da biblioteca. Visitei uma biblioteca pública em Maryland e descobri as seguintes regras e circunstâncias.

- A biblioteca oferece acesso à internet em virtude da política pautada na Primeira Emenda (emenda à constituição dos Estados Unidos que garante o direito da livre expressão) e nas leis vigentes.
- Os usuários devem ter uma carteirinha da biblioteca, uma senha e se registrar para usar um computador com acesso à internet.
- Recomenda-se que os usuários tenham consideração pelos outros ao visualizar conteúdos *on-line*, se necessário, usar um biombo para visualizar determinados conteúdos e materiais que sejam inapropriados para crianças.
- Os funcionários da biblioteca podem chamar a polícia caso achem que o usuário esteja imprimindo, baixando, enviando por e-mail ou distribuindo pornografia infantil por meio dos sistemas da biblioteca.
- Os computadores na seção infantil da biblioteca estão equipados com programas de controle de conteúdo para evitar que as crianças visualizem material inapropriado.
- A biblioteca dispunha de computadores com acesso não controlado à internet e recomenda o uso dos filtros do motor de busca para controlar conteúdo.

Assim, contanto que o indivíduo seja discreto, não esteja visualizando ou distribuindo pornografia infantil e respeite as leis estaduais para prevenir a visualização de conteúdo adulto por menores de idade, pode acessar praticamente qualquer coisa que queira. Talvez esse não seja um lugar recomendado para deixar seus filhos livres e soltos.

RECOMENDAÇÕES

Os riscos associados às atividades *on-line* são reais, e a maioria das crianças não consegue (ou se recusa a) reconhecer os problemas daquilo que se tornou uma sociedade *on-line* muito aberta, facilitada pelas inovações tecnológicas e, como resultado, a grande quantidade de conteúdos torna a comunicação *on-line* fácil e divertida. Sugerimos que os pais não percam mais tempo e aprendam sobre os riscos associados à internet e sobre como os predadores estão usando esse expediente para abusar dos jovens ou para lhes infligir danos físicos e emocionais. Este livro postula a adoção de um plano de oito etapas (ver Figura 3.2), com o propósito de atenuar riscos que nossas crianças correm *on-line*. O plano inclui o seguinte:

1. Estabeleça políticas de uso dos computadores em sua casa.
2. Crie senhas administrativas em todos os computadores de sua casa. Isso inclui colocar restrições nas contas de seus filhos no que diz respeito ao que podem e o que não podem fazer, por exemplo, instalar novos programas.
3. Utilize programas seguros de e-mail que acompanhem proteção anti-*spam*.
4. 4.Use programas de monitoração e de controle de conteúdo da internet para limitar os conteúdos e os programas que seus filhos visualizam e utilizam.
5. Utilize motores de busca seguros ou bloqueie aqueles que sejam facilmente baixados pela internet.
6. Use programas antivírus e anti-*spyware* para proteger dados pessoais.
7. Verifique os bate-papos realizados por comunicação instantânea e nos sites de relacionamento.
8. Instale programas secretos de monitoração para ver quais são as atividades *on-line* de seus filhos.

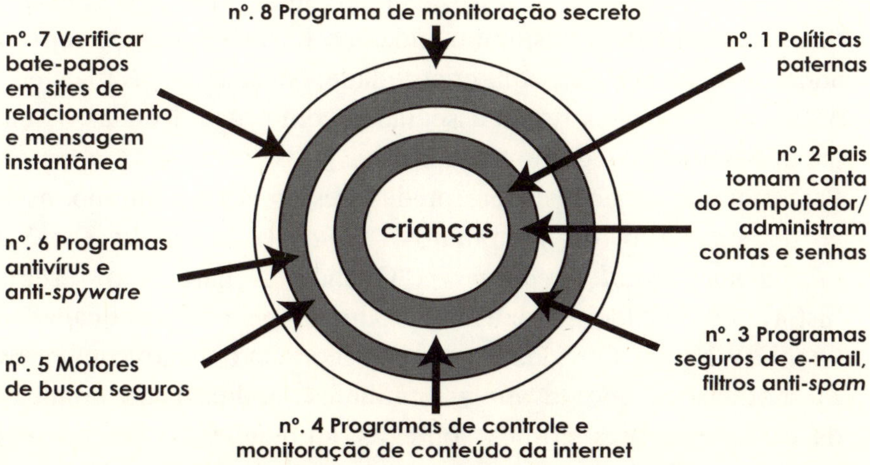

Figura 3.2 Como se armar contra os riscos

As seguintes recomendações têm como objetivo ajudar pais e educadores a compreender os riscos das atividades *on-line* e como relatar um incidente aos órgãos competentes.

1. Há centenas de bons sites destinados a reforçar a existência dos riscos *on-line* e a ajudar pais e professores a proteger as crianças. Os sites, de órgãos e de centros norte-americanos abaixo, são exemplares quanto ao conteúdo e à abordagem.

- FBI: www.fbi.goc/hq/cid/cac/crimesmain.htm
- *Pew Internet and American Life Project*: www.pewinternet.org
- *NetSmartz Workshop*: www.netsmartz.org
- *Wired Safety*, um dos maiores sites de segurança *on-line*: www.wiredsafety.org
- *National Center for Missing and Exploited Children*: www.missingkids.com

2. O CyberTipline foi criado com objetivo de oferecer às pessoas um modo de notificar profissionais a respeito de um determinado risco na internet ou a respeito de uma pessoa que conheçam que esteja sendo assediada, possivelmente explorada ou perseguida por um predador na internet. As pessoas envolvidas podem ligar, nos Estados Unidos, para (0800)The-Lost (843-5678) ou preencher um formulário *on-line* no endereço www.cybertipline.org para reportar um incidente.
3. Julie Clark e John Walsh lançaram um excelente vídeo educacional para ajudar na proteção de jovens internautas. Para pais com filhos menores de 12 anos, visitem o endereço www.thesafeside.com para adquirir um vídeo que, com criatividade, educa crianças mais novas e seus pais sobre os riscos associados com o uso de salas de bate-papo, e-mail e navegação na internet.
4. Para mais informações sobre predadores do sexo feminino, assista ao documentário (de 45 minutos) "*When Girls Do It: The Story of Female Sexual Predators*" ("Quando as garotas o fazem: a história de predadoras sexuais", produzido pela cineasta canadense Glynis Whiting. O vídeo analisa de modo provocativo e sensível as motivações que levam as mulheres a abusar de crianças e os efeitos de seus crimes sobre as vítimas. Esse documentário pode ser adquirido no endereço www.nfb.ca, ou pelo e-mail

NationalFilmBoardofCanadaInternational@nfb.ca, ou ainda pelos telefones 1-800-542-2164 ou 1-800-267-7710 (Canadá).

5. Para mais informações sobre como alguns voluntários corajosos estão combatendo as ameaças de predadores *on-line* e trabalhando com a polícia, visite o site www.perverted-justice.com. Atenção, algumas partes desse site contêm conteúdo sexual, bate-papos e transcrições de conversas com predadores condenados.
6. Para mais informações sobre o que o FBI está fazendo para combater e investigar crimes contra crianças, consulte sua página de Programas Investigativos, Crimes contra as Crianças, www.fbi.gov/hq/cid/cac/crimesmain.htm. Este é um excelente recurso para pais e professores e inclui listagens de regulamentos estaduais relacionados a crimes praticados contra crianças bem como *links* diretos a páginas de cadastro dos criminosos sexuais de cada estado.
7. Participe da vida escolar de seu filho. Pergunte aos funcionários da escola sobre a segurança e as ferramentas que usam para proteger as crianças. Teste seus sistemas usando as técnicas descritas neste capítulo e denuncie qualquer fragilidade nos programas de segurança de que dispõem.

4 OS RISCOS DO MUNDO VIRTUAL

Você não pode viver e ficar anotando tudo. Se anotar as coisas boas e as coisas ruins, descobrirá que é uma pessoa muito infeliz. Deus nos deu o dom de esquecer, que é um dos maiores atributos que possuímos. Pois se você se lembrar de tudo que lhe acontecera, com certeza se lembrará daquilo que é mais desolador.

- Hubert H. Humphrey

UMA AMOSTRA DE EVENTOS DESOLADORES

Embora a tecnologia seja uma ferramenta poderosa, pode funcionar como um canal anônimo para que crianças e adolescentes acessem conteúdo inapropriado ou, o mais importante, para que se comuniquem com indivíduos que possam lhes causar mal. Ressaltei vários dados estatísticos neste livro e destacarei outros à medida que se mostrarem necessários. Segundo a pesquisa "*Youth Internet Safety Survey*", sobre a segurança dos jovens na internet, realizada pelo Centro de Pesquisa dos Crimes contra as Crianças (*Crimes Against Children Research Center*), "uma em cada cinco crianças todo ano recebe proposta de um predador *on-line* diretamente em seu e-mail".[1] Os predadores não são a única coisa ruim que pode acontecer quando se está *on-line*. Pornografia é um sério problema e tem ligação direta com os molestadores infantis, alguns dos quais matam suas vítimas para esconder seus atos. De acordo com a *High-Tech Crime Unit*, unidade dedicada a combater o "cibercrime" ou o "crime virtual", da Polícia Estadual de Nova Jersey, Estados Unidos, com sede em Trenton, "53% dos molestadores infantis condenados admitem ter usado pornografia infantil pouco antes de abusar sexualmente da criança".[2]

Ao tentar transmitir o que simplesmente pode sair errado quando as crianças são deixadas sem muito controle, acho mais fácil (porém, desolador) descrever alguns dos eventos ruins, dos horrores, dos crimes e das vítimas dessas tragédias modernas. A seguir, encontramos uma amostra das coisas que saíram erradas ou que podem sair erradas em virtude da interação *on-line* de uma criança com a pessoa errada ou por meio de um conteúdo visualizado na internet.

Kacie Woody

No dia 3 de dezembro de 2002, Kacie Woody, 13 anos, que morava numa cidadezinha no estado norte-americano do Arkansas, foi abduzida e, em seguida, morta por um predador da internet enquanto o pai da menina, policial da cidade de Greenbier, estava em serviço.[3] Não muito tempo depois de descobrir que a menina estava desaparecida, a polícia, em várias regiões do Arkansas, juntamente com o FBI, estava empenhada na busca e "em menos de 20 horas tinham uma pessoa e um veículo suspeitos; não muito tempo depois, haviam localizado o predador e Kacie".[4] Segundo consta nos documentos, o predador era um homem de 47 anos, da Califórnia, que se fazia passar por um adolescente de 17.[5] "Investigadores vasculharam o computador de Kacie, encontraram um pseudônimo que o predador usava e o descobriram num motel em Conway".[6] Os policiais encontraram a garota, morta com um tiro na cabeça, dentro de um furgão num armazém noutra cidade do Arkansas.[7] Quando os polícias efetuaram o cerco ao sequestrador, ele se matou.[8]

Christina Long

Um homem de 25 anos de Greenwich, Connecticut, Estados Unidos, após ter-se declarado culpado, foi condenado a 30 anos de prisão pela morte da jovem Christina A. Long, de 13 anos, de Danbury, Connecticut. O predador, Saul Dos Reis, a conhecera na internet. "Os advogados de acusação argumentam que Saul estrangulou Christina no carro dele após ter feito sexo com ela no Danbury Fair Mall, centro de compras da cidade, e, em seguida, atirou o corpo da vítima num pequeno riacho num bairro afastado de Greenwich."[10] Os advogados de defesa de Saul insistem que a morte fora acidental.[11] Christina, segundo alegam, publicara um site no qual usava, com frequência, *nicks* bastante sugestivos e dizia ter feito sexo com pessoas que encontrara em várias salas de bate-papo.[12] Segundo um artigo da Netsmartz, "ela era capitã da equipe de *cheeleaders* de sua escola e ajudava nas missas.[13] Você nunca sabe do que as crianças são capazes de fazer, por isso sou partidário de uma abordagem mais agressiva ao lidar com tecnologia e ao usar ferramentas de monitoração para descobrir o que as crianças estão, de fato, fazendo na internet antes que seja tarde demais.

Uma inglesa menor de idade

Uma garota de 12 anos desapareceu temporariamente para encontrar um homem de 31 anos que conhecera na internet.[14] Segundo a recapitulação do evento no Netsmartz, a garota passava até cinco horas por dia enviando e-mails ao homem, e os dois planejavam se encontrar em Paris.[15] À medida que a investigação caminhava, a polícia, segundo suas alegações, encontrou, no suposto computador do predador, tanto fotos digitais com cenas de sexo envolvendo crianças, bem como "provas sexuais envolvendo duas garotas menores de idade nos Estados Unidos".[16] A polícia também encontrou registros no computador dele que claramente mostram que sabia que se tratava de uma garota menor de idade, muito embora ela tenha mentido dizendo que tinha 19 anos.[17] Ao que tudo indica, os pais da garota sabiam do tempo excessivo que ela passava na internet; assim, colocaram o computador numa área comum da casa e a advertiram para que não desse informações pessoais a estranhos na internet.[18] O artigo conclui com a seguinte declaração e conselho: "Deixar que uma criança tenha acesso à internet sem qualquer tipo de monitoração é a mesma coisa que colocá-la numa esquina e não ficar vendo o que acontece".[19]

Casos de agressão física

Na Geórgia, Estados Unidos, uma garota de 13 anos foi estuprada por um homem que conhecera durante um bate-papo virtual.[20] Segundo a polícia, seu suposto predador era um indivíduo de 40 anos, que, durante as conversas virtuais, se passava por um jovem de 17.[21] Após conseguir seu endereço, o homem atacou e estuprou a garota em sua própria casa, na qual conseguiu entrar após ter fingido ser um técnico em consertos.[22]

Uma outra garota de 13 anos, em Minnesota, Estados Unidos, encontrou seu suposto predador numa sala de bate-papo, a conversa *on-line* levou a um telefone e, em seguida, os dois concordaram em se encontrar.[23] A garota informou à polícia que fora levada a um quarto de hotel, em seguida, estuprada e levada de carro a sua casa pelo agressor.[24]

Abuso triplo

Em 2001, James Warren, 41; Beth Loschin, 46 e Michael Montez, 35, foram presos por várias acusações relacionadas ao suposto rapto e violência sexual de uma garota de 15 anos.[25] A garota, que vinha trocando mensagens *on-line* com Warren havia meses, concordou encontrá-lo num *shopping* em que ela trabalhava; disse-lhe que queria fugir.[26] A jovem disse à polícia que, logo após ter encontrado Warren e Loschin, foi "algemada e assim ficou durante a maior parte do tempo, sob constante vigilância também," disse, ainda, que fora violentada sexualmente pelos três adultos.[27] Segundo um artigo do jornal norte-americano, *USA Today*, Loschin e Warren foram presos. Loschin foi acusada de sodomia e abuso sexual, Warren e Montez, de rapto, sodomia, estupro e abuso sexual.[28]

O sacerdote da videocâmera

Simon Thomas, sacerdote de 44 anos da Igreja Reformada Unida em Hythe, Hampshire, Inglaterra, casado e com vários filhos, declarou-se culpado por 35 acusações, inclusive duas de estupro de um garoto de 11 anos.[29] Segundo consta nos autos da investigação, Simon Thomas vinha contatando garotos pela internet via sala de bate-papo e pedia-lhes que fizessem atos sexuais diante de uma videocâmera.[30] No computador confiscado na casa do sacerdote, a polícia encontrou uma relação com mais de 1.000 nomes de indivíduos que ele havia encontrado na internet, dentre os quais havia pelo menos 100 jovens menores de 16 anos.[31] Numa audiência, revelou-se que Simon Thomas também havia se exposto a vários garotos por meio de videocâmeras e que havia marcado encontros com quatro garotos da cidade, onde os levava para lugares ermos e abusava deles.[32] Simon Thomas recebeu ordem preventiva por violência sexual, o que lhe retirou o direito de se comunicar com crianças.[33]

Julie Doe

A adolescente de 14 anos Julie Doe, nome fictício, e sua mãe entraram com uma ação de 30 milhões de dólares contra o MySpace após a garota ter declarado que fora agredida sexualmente por um estudante de 19 anos do Texas.[34] Numa virada interessante no caso, o advogado de defesa do jovem texano está considerando a possibilidade de processar o MySpace, pois diz que a suposta vítima apresentou-se no site de relacionamento com uma idade superior à que de fato tem.[35] De acordo com um artigo da revista norte-americana, *Time*, a garota criou um perfil no MySpace em 2005, quando tinha apenas 13 anos, muito embora as regras do site proíbam contas de menores de 14 anos.[36] Uma vez *on-line*, encontrou o estudante, trocou e-mails por um mês, forneceu números de telefone e aceitou encontrá-lo em pessoa, quando ele, ao que tudo indica, a violentou sexualmente.[37]

Ryan Adams

Ryan M. Adams, 20 anos, foi acusado de ter feito sexo com dois garotos que conhecera na internet e foi indiciado seis vezes por estupro "estatutário" (sexo com menor de idade), cometido com dois garotos, 14 e 15 anos, que conhecera no MySpace.[38] MySpace e outros sites de relacionamento populares são locais comuns para os predadores da internet, que sempre se fazem passar por uma outra pessoa.

Supalover666

Provas conseguidas pela polícia revelaram que um homem de 21 anos, de Kingston, Ontário, Canadá, criou um ambiente *on-line* no qual crianças eram atraídas para sexo.[39] Supalover666, o *nick* (ou apelido) de Mark Bedford, era supostamente usado para entrar em salas de bate-papo e procurar por garotas.[40] A polícia informou que Mark Bedford tentou todo tipo de expediente para se conectar com adolescentes, desde procurar em sites de esporte, música e dança, de grande interesse de garotas ou, como último recurso, invadir contas de e-mail para ter acesso às listas de contatos, em que provavelmente encontraria outras jovens.[41] Segundo a polícia, mesmo garotinhas com 9 anos de idade foram "ameaçadas com estupro, lesões corporais e até com morte, caso não cooperassem e não realizassem atos sexuais diante da videocâmera".[42] Conforme declarou o sargento Frank Goldsmith, detetive da polícia de Ontário, que conduziu as investigações ao longo de nove meses, "nunca vi tantas vítimas assim envolvidas e ainda estamos no estágio inicial da investigação, mas posso dizer com segurança que o número de pessoas que estamos procurando excede tranquilamente a marca dos cem".[43] Mark Bedford possivelmente também ameaçou postar imagens de seus encontros *on-line* e mostrá-las a familiares caso recusassem suas propostas.[44] Mark Bedford foi acusado duas vezes por seduzir um criança por meio de um computador, duas vezes por porte de pornografia infantil, três vezes por fazer pornografia infantil, duas vezes por distribuir pornografia infantil e três vezes por extorsão.[45]

Num caso relacionado, Lee Costi, de 21 anos, foi preso após contatar uma garota de 13 anos via sala de bate-papo e convencê-la a praticar atos sexuais para ele via videocâmera.[46] Segundo a garota, "ele ficava dizendo que eu era muito bonita".[47] No computador de Costi, a polícia encontrou mais de 350 registros de conversa *on-line* com garotinhas, inclusive conversas com outros pedófilos ao redor do mundo.[48] Costi admitiu três acusações de sexo com crianças, três acusações de sedução infantil pela internet e cinco acusações de criar imagens obscenas com crianças.[49]

Um caso na Suécia

Um homem de 36 anos, de Estocolmo, foi levado sob custódia por ser suspeito de ter estuprado três garotas, ao que tudo indica, depois de tê-las contatado pela internet num site popular de jovens.[50] As garotas, 14 e 15 anos, alegaram à polícia que o homem havia estuprado as duas, e indicaram que haviam sido forçadas a fazer sexo com ele.[51] Os ataques parecem ter ocorrido na casa do homem, em seu local de trabalho na cidade e na casa de uma das garotas.[52] As leis estaduais suecas estabelecem que sexo com um menor de 15 anos é estupro, independentemente do consentimento da vítima.[53]

Jose Marino

Jose A. Marino, 33 anos, foi acusado três vezes pelo estupro de crianças, seis vezes por sodomia infantil e quatro vezes por abuso sexual infantil.[54] A polícia desconfia que tenha criado um perfil no MySpace e fingido ser um jovem de 16 anos na tentativa de seduzir garotas e levá-las para futuros encontros sexuais.[55]

Jacobo Rivera

Trinta e dois anos, Jacobo Rivera, de Orem, Utah, Estados Unidos, admitiu duas acusações de porte de pornografia infantil e enfrentou outras acusações estaduais, inclusive sete acusações de crime de primeiro grau por sodomia infantil, estupro de uma criança e abuso sexual agravado de uma outra.[56] A então namorada de Jacobo Rivera descobriu, no celular dele, fotos da sobrinha e das duas filhas dela e o denunciou à polícia, que o prendeu.[57] Como as fotos foram produzidas num celular, a ele também foram imputadas, em nível federal, cinco acusações de produção de pornografia infantil.[58]

Chantangem pela internet

Duas garotas, 13 e 15 anos, foram à polícia para denunciar um maníaco que estava espreitando as duas.[59] O drama das jovens começou quando receberam um e-mail de um homem que se dizia amigo; na mensagem, veio a exibição de um *flash* falso, tirado com uma videocâmera após conversarem numa sala de bate-papo.[60] Elas logo receberam uma outra mensagem que dizia: "Eu não sou quem vocês pensam que sou", em seguida, receberam várias propostas e ameaças de exposição de fotos a amigos, aos pais, e até mesmo postá-las em sites.[61] O investigador de polícia do caso disse que o suposto predador era suspeito de chantagear mais de 100 meninas em dois continentes a fazerem atos sexuais.[62] Na sequência, o homem foi acusado por vários crimes de produção e distribuição de pornografia infantil e de extorsão.[63]

Joseph Colasacco

A polícia prendeu Joseph Colasacco, 30 anos, acusando-o de quatro crimes de promoção de pornografia a um menor de idade, de três crimes de aliciamento de um menor e de um crime de violência sexual após ter sido supostamente apanhado na cama de um garoto de 14 anos.[64] Segundo o promotor, os dois se conheceram no MySpace.[65] Segundo uma declaração feita sob juramento, a mãe do garoto encontrou revistas pornográficas e um dvd no quarto dele "com fotos de homens nus em atos ou em posições sexuais" que, conforme dissera o menino, haviam sido levados por Joseph Colassaco à casa.[66]

Matthew Gargill

Vinte e nove anos, havaiano, foi acusado de violentar sexualmente uma garota de 15 anos no carro dele, próximo a um campus universitário após terem se conhecido pela internet.[67] A polícia diz que Matthew Gargill se fez passar por um garoto de 16 anos no MySpace e conseguiu um encontro com a garota.[68] Segundo o Capitão Frank Fuji, da Delegacia de Polícia de Honolulu, "Dois jovens usando a internet, você precisa se dar conta de que se você não está sendo muito verdadeiro com relação às informações que coloca na tela, imagine o que a pessoa do outro lado da conexão pode estar fazendo, provavelmente sendo menos verdadeiro ainda."[69] Matthew Cargill foi preso para a investigação de sete acusações de violência sexual e uma de aliciamento de menor.[70]

Paul Bennett

Paul Bennett, 24 anos, foi preso em San Francisco, Estados Unidos, em 2004, e, na sequência, foi condenado por ter transportado uma menina de 13 anos além das fronteiras estaduais com a intenção de ter relações sexuais com ela.[71] Paul Bennett e a vítima encontraram-se na internet após uma série de trocas de e-mail, o que culminou num romance virtual.[72] A jovem, em seu depoimento, disse ter feito sexo com Paul Bennett em várias ocasiões após ter saído de League City, Texas, rumo ao norte, para Oklahoma, de onde o casal, pedindo carona, foi à Califórnia, após ficar sabendo que a polícia estava em seu encalço.[73]

Ronald Elmquist

A Radio Shack Corporation relatou em novembro de 2006 que sua diretoria aceitara a demissão do diretor Ronald Elmquist após ter sido acusado de três crimes de porte de pornografia infantil às quais se declarou inocente.[74]

Molestar o filho a pedido do "Dominador"

Uma canadense de 38 anos declarou-se culpada em consequência de uma acusação de relação sexual com uma pessoa menor de 14 anos e uma de divulgação de pornografia infantil após, ao que tudo indica, enviar fotos com cenas de sexo dela e de seu filho de oito anos a seu dominador numa sala de bate-papo *on-line* relacionada à *bondage*.[75]

A polícia de Ottawa também acusou Thomas Brian Fechan, 56, pelo porte de pornografia infantil após confiscar o computador de sua casa.[76] A mulher informou que seu dominador a iniciou no comportamento submisso que, com o passar do tempo, a levou a usar brinquedos sexuais diante de uma videocâmera e, posteriormente, a enviar fotos de seu filho nu fazendo carícias sexuais em si mesmo.[77]

RECOMENDAÇÕES

Este capítulo destacou algumas das tragédias que ocorreram nos últimos anos e ainda continuarão a ocorrer nos anos que estão por vir. Conhecer o que pode simplesmente sair errado faz parte daquilo que está ao nosso alcance para proteger crianças e menores de idade contra os riscos da internet e de outras tecnologias. Há muitas pessoas perigosas no mundo, muitas das quais infligem danos (sexuais, emocionais, físicos) às crianças. Chantagens e golpes para fazer as crianças revelarem detalhes pessoais (e, às vezes, partes do corpo) são estratégias comumente usadas por predadores inteligentes. As crianças precisam ouvir versões comoventes de eventos descritos neste capítulo para melhor se prepararem e se protegerem enquanto estiverem na internet. As seguintes recomendações encerram essa terrível realidade.

- Converse *frequentemente* com as crianças sobre os riscos da internet, e, quando apropriado, avise-os sobre as coisas ruins que aconteceram a outras crianças e como foram ludibriadas. Não estou aqui em defesa de relatos grotescos ou pormenorizados, mas as crianças precisam saber que há pessoas más no mundo com a intenção de prejudicá-las e sobre como tentam fazer isso. Adotei essa abordagem com meus filhos quando lhes expliquei por que não os deixava ter uma conta de mensagem instantânea.

Em consequência dessa conversa que tive com eles, ficaram mais espertos e também conversaram com seus amigos sobre alguns riscos do mundo virtual e das interações com estranhos.

- Firme um contrato ou um acordo com seus filhos sobre as coisas que não podem fazer na internet e faça-os assinar. Reforce a ideia de que não devem jamais dar informações pessoais (nome, endereço, números de telefone, endereço da escola etc.) a um estranho das salas de bate-papo, das interações de mensagem instantânea, dos jogos *on-line*, dos sites de relacionamento ou do e-mail. As pessoas nem sempre são quem dizem ser.
- Explique claramente algumas das consequências caso enviem uma foto a um estranho ou caso a divulguem na internet. Embora, às vezes, seja tentador, diga-lhes para não abrir arquivos com fotos recebidos de estranhos. Podem conter conteúdo ofensivo ou ser falsos. É comum aos predadores da internet enviar fotos de outras pessoas, em geral de adolescentes, para esconderem suas verdadeiras identidade e idade na tentativa de convencê-los a se encontrar pessoalmente. Exemplos de tragédias do mundo real, se transmitidas de modo adequado, podem surtir efeito excelente, fazendo com que as crianças, sobretudo os adolescentes, compreendam a mensagem a respeito dos possíveis riscos da internet.
- Dê orientação de como se comunicar com estranhos na internet, independentemente do tipo de recurso. Está incluído aí nunca responder a mensagens ou propostas grosseiras ou inapropriadas. Devem interromper a comunicação de imediato com essas pessoas e informar pais ou professores. Ainda, certifique-se de que saibam de que *nunca* devem concordar em encontrar alguém pessoalmente que tenham conhecido *on-line* e reforce essa orientação com algum exemplo de tragédias reais que, infelizmente, tenham deixado vítimas de violência sexual ou até mortas.

PARTE 2

Um Guia para Proteger as Crianças na Internet

5 COMO MONITORAR SEUS FILHOS *ON-LINE*

Cheguei a este reduto extremo de minha vida por causa dos meus próprios atos. Onde estou agora é totalmente inaceitável. Portanto, preciso dar um basta às coisas que venho fazendo.

- Alice Koller

MONITORAR OU NÃO MONITORAR?

Uma coisa é certa na criação dos filhos – cedo ou tarde eles vão mentir. Algumas mentiras nem poderão ser chamadas de mentira propriamente ditas, outras, no entanto, serão graves. Vi meus filhos e outras crianças crescer e testemunhei a época do "isso é coisa minha". Quando as crianças atingem a adolescência, ficam mais reservadas com relação às suas coisas e passam a ser mais independentes; isso inclui tentar esconder coisas de seus pais. Este capítulo aborda três tópicos principais:

1. Os tipos de truques que as crianças usam para esconder suas atividades *on-line*
2. Monitoração dos pais sem a ajuda de tecnologia
3. Eficientes programas de controle e de monitoração de conteúdo (instalados no modo oculto ou não)

TRUQUES QUE AS CRIANÇAS USAM PARA ESCONDER O QUE ESTÃO FAZENDO

As crianças com acesso à internet são mais espertas do que nós, pais, imaginamos. Tomo como exemplo meus próprios filhos: tiram notas boas, praticam esportes e, em geral, são as crianças que todos os pais sonham em ter. Porém, também mentem de vez em quando e, em várias ocasiões, já tentaram burlar o programa que havia instalado para restringir suas atividades *on-line*. (Para eles, do ponto de vista tecnológico, sou o pior pesadelo que poderiam ter, pois jamais ultrapassarão o conhecimento que tenho de informática enquanto estiver atuando no campo da Tecnologia da Informação.) A relação a seguir demonstra alguns dos exemplos de como as crianças usam tecnologia para camuflar e esconder suas atividades *on-line*.

- *As crianças normalmente criam e usam diversas contas de* e-mail. Enquanto os pais monitoram a conta de e-mail principal dos filhos, em busca de mensagens enviadas e recebidas, eles podem muito bem estar usando contas secretas para enviar informação aos seus conhecidos e amigos virtuais. Programas secretos de monitoração (discutidos ainda neste capítulo) serão bem úteis aos pais para identificar essas contas, assim poderão desativá-las e desabilitá-las.
- *Os adolescentes usam diversas ferramentas de mensagem instantânea e, às vezes, fazem chamadas de voz pela internet com essas ferramentas*. Os pais, em geral, criam regras, estabelecendo que os filhos não estejam autorizados a usar mensagem instantânea. As regras não funcionam – a tecnologia, sim. Se os pais não usarem programas para bloquear esses tipos de ferramentas na hora certa, seus filhos poderão empregá-las de modo errado com facilidade e, possivelmente, entrar em alguma fria.
- *Adolescentes peritos em tecnologia encobrem suas atividades de navegação pela internet apagando arquivos temporários e o histórico de sites visitados*. Na verdade, é bem fácil fazer isso na maioria dos navegadores. Se, hoje em dia, estiver usando o Internet Explorer da Microsoft, basta clicar um botão para apagar o histórico, os arquivos e as páginas temporárias da internet, bem como informações fornecidas em formulários virtuais. Assim que as informações são enviadas, os pais não têm como saber o que seus filhos consultaram na internet. Se você desconfia que isso esteja ocorrendo no computador de sua casa, seus filhos podem estar querendo esconder alguma coisa de você.
- *Adolescentes feras em tecnologia sempre usam sites* proxy *para esconder o que visitaram na internet.* Esses sites permitem que os usuários naveguem pelos *websites* favoritos, mesmo que o acesso a

esses sites esteja bloqueado por um filtro de conteúdo, assim, podem navegar anônima e secretamente dali em diante. Com esses sites, também é mais difícil para os programas de registro de *webpage* emitir relatórios dos sites que as crianças visitaram. Programas secretos de monitoração dão um jeito nisso e oferecem aos pais um verdadeiro relatório das *webpage*s visitadas.

- *Os adolescentes sempre criam* webpages *pessoais num serviço gratuito e atualizam seu conteúdo como desejarem.* O *GeoCities* do Yahoo! é um desses serviços populares. Os adolescentes sempre publicam conteúdo íntimo demais em suas *webpage*s pessoais, disponibilizadas a qualquer um e, em geral, encontradas pelos motores de busca. Na realidade, essas feras mirins da informática podem transformar seus microcomputadores num servidor da internet ao iniciar um serviço ou um programa de editoração eletrônica. Essa abordagem, em geral, é menos popular entre os adolescentes porque todo o conteúdo fica armazenado no computador e, portanto, fácil de ser descoberto pelos pais.
- *Em geral, os adolescentes baixam e instalam diferentes programas de navegação, não deixam o ícone à mostra na Área de trabalho e surfam pela internet, burlando filtros de conteúdo no navegador que os pais tenham instalado.* Vejamos este exemplo comum: um pai habilita o filtro de conteúdo no Internet Explorer para bloquear conteúdo adulto. Seu filho ou sua filha baixa o Firefox, omite o ícone de atalho da Área de trabalho, ou até o apaga da lista de programas no *Menu* de Aplicativos; porém, armazena um atalho oculto num diretório em que possa executar o programa e burlar todos os filtros de conteúdo do Internet Explorer.
- *Crianças curiosas que querem mais da internet tentam descobrir senhas administrativas observando seus pais digitá-las no teclado.* Meus próprios filhos já tentaram isso várias vezes e olha que digito noventa palavras por minuto! Quando uma criança tem a senha administrativa de determinado computador ou de um programa de controle de conteúdo da internet, ela consegue burlar os controles, criar novas contas e apagar suas visitas na internet, bem como os arquivos de transações. Programas no modo oculto e os *keyloggers* (registradores de teclas) ajudam a atenuar isso, trocando as senhas administrativas todo mês.
- *Os adolescentes sempre apagam mensagens enviadas e recebidas de e-mail e de comunicação instantânea que não queiram que os*

*pais veja*m. Programas secretos de monitoração revelam exatamente o que estão tentando esconder ao capturarem imagens da tela em intervalos programados, conforme desejado.

- *Adolescentes sofisticados armazenam anexos de e-mail e arquivos baixados (fotos, vídeo etc.) em* pen drives *e não no disco rígido do micro.* Os *pen drives* têm capacidade de armazenar grandes quantidades de informação, inclusive vídeos digitais de pornografia, como as travessuras sexuais de Paris Hilton. Programas secretos de monitoração revelam todas as atividades num determinado computador, inclusive a transferência de arquivos para um *pen drive*.
- *Alguns adolescentes usam combinações especiais de teclas para rapidamente mudar a tela do computador e os programas assim que os pais passam por perto.* Pressionando a combinação exata de teclas, as crianças podem, em menos de um segundo, jogar na tela um arquivo de processador de texto que pareça uma tarefa da escola a fim de esconder o que está sendo acessado por meio de uma outra ferramenta ou janela.
- *Jovens especialistas em mensagem instantânea e em salas de bate-papo utilizam atalhos e gírias para avisar quando não podem mais conversar livremente.* Essas expressões e caracteres rápidos nem sempre são conhecidos pelos pais. Alguns exemplos interessantes incluem o seguinte. (O Capítulo 8 oferece uma lista detalhada para ajudar os pais a se inteirarem de tais expressões.)

    - *:-*) = beijo*
    - *POS = parent over shoulder ("pai ou mãe olhando por detrás do ombro")*
    - *AS = sibling alert ("irmão/irmã alerta")*
    - *IPN = I'm posted naked ("postei foto sem roupa")*
    - *NIFOC = naked in front of computer ("nu/nua diante do computador")*
    - *WTPG? = want to go private? ("quer uma conversa mais íntima?")*
    - *KPC = keeping parents clueless ("pais não fazem nem ideia")*
    - *CTN = can't talk now ("não dá pra falar agora")*

- *Adolescentes que queiram esconder conversas pessoais de mensagens instantâneas simplesmente desligam o registro dentro da própria ferramenta de mensagem instantânea, não deixando nenhum tipo de registro das conversas* on-line. Os programas de *e-mail* originais do micro deixam um histórico de registros, e os usuários devem apagá-los manualmente para esconder o conteúdo das mensagens. Em contrapartida, os usuários de mensagem instantânea somente salvam mensagens de conversas *on-line* no disco mediante solicitação. Lembre-se de que os provedores de internet guardam um registro do conteúdo por um período de tempo, porém, normalmente não guardam mais do que o exigido por lei.
- *As crianças mudam de sites de relacionamento com muita frequência e optam por sites alternativos para esconder dos pais as coisas que divulgam na internet.* Além disso, muitas têm suas próprias páginas em vários sites ao mesmo tempo, assim, se os pais acharem uma e a fecharem, as crianças ainda têm outra. Em virtude da recente pressão sobre os sites de relacionamento, a maioria dos pais já conhece o site MySpace e o inspeciona para ver se seus filhos têm uma página com conteúdo pessoal ou inapropriado. Os pais, porém, nem sempre conhecem as alternativas de sites da moda menos divulgados. Programas de controle de conteúdo que registram as atividades na internet e programas secretos de monitoração que registram todas as atividades podem ajudar os pais a encontrar exatamente que sites seus filhos estão visitando. Os *keyloggers* também permitem que os adultos consigam as senhas; assim, podem fazer o *login* como se fossem seus filhos e ver as páginas particulares deles. Não se trata de invasão de privacidade. Os pais não deveriam se sentir culpados por estarem bisbilhotando a vida de seus filhos e não precisam justificar essa vigilância quando a proteção desses jovens internautas está em jogo. Enquanto meus filhos forem menores de idade e estiverem morando debaixo do teto que lhes garanto, não têm muitos direitos. Os defensores da privacidade que vão discutir esse assunto em outras paragens.
- *Jovens inteligentes dão aos arquivos nomes e extensões difíceis de ser reconhecidos quando enviam anexos de e-mail, impedindo, assim, que os pais os visualizem ao tentarem abrir tais arquivos.*

Mudar um arquivo com imagens de nudez de JPEG para, digamos, uma extensão inexistente, como JTT, complica a visualização de tais arquivos, pois o sistema operacional não sabe que programa escolher para ver o que está ali dentro. Um jovem poderia, por exemplo, renomear um arquivo chamado garotanua2.jpeg para liç2.doc ou para liç2.gss. A maioria dos pais não se daria o trabalho de olhar um arquivo cujo nome remetesse a algum tipo de lição. Para que a troca funcione, o destinatário simplesmente muda a extensão de novo, salva, para depois visualizar (talvez num outro computador ou num *pen drive*), e apaga o e-mail. Programas secretos de monitoração revelam esses tipos de truques e informam aos adultos de que há algo estranho nessas atividades *on-line*.

Pais e professores precisam aprender esses tipos de truques e começar a pensar como proteger esses jovens internautas hoje em dia. Um pai ou um professor, com conhecimento em informática e com as ferramentas e técnicas adequadas, pode atenuar muitos dos riscos e estar em pé de igualdade com seus filhos e alunos contra os predadores sexuais que espreitam nossas crianças todos os dias.

MONITORAÇÃO DOS PAIS SEM O AUXÍLIO DE TECNOLOGIA

Embora não tão eficazes, as seguintes medidas, que não contam com o auxílio de nenhum tipo de tecnologia, podem ajudar na monitoração das atividades *on-line* de seus filhos, porém, nossa recomendação é que não há nada melhor do que o uso de um programa específico de monitoração instalado em cada um dos computadores da casa e da escola.

1. Coloque o computador num lugar comum da casa em que se possa facilmente ver o que está acontecendo na tela do computador.
2. Estabeleça horários de uso da internet, e proíba as crianças de acessarem a internet quando os pais ou os responsáveis não estiverem por perto; sobretudo, quando não há programas de monitoração ou de controle de conteúdo instalados no computador.
3. Verifique constantemente que tipos de *websites* seus filhos visitam, consultando o histórico do navegador.
4. Confira constantemente os e-mails que seus filhos enviam, apagam e recebem.

5. Caso seus filhos tenham um *pen drive*, peça para que deixem vistoriá-lo de vez em quando e verifique se não há nenhum conteúdo inapropriado.
6. Estabeleça junto com a família regras e normas de uso da internet: atividades aceitáveis e inaceitáveis.

Essas medidas tentam reduzir os riscos associados ao uso da internet, mas não são totalmente eficazes se tomadas sozinhas, é por isso que o restante deste livro concentra-se no uso dos tipos adequados de tecnologia que ajudam a proteger menores de idade com acesso à internet. Por que adotar uma postura mais profissional, com o auxílio de algum programa, do que simplesmente adotar uma postura caseira? Porque o programa não mente e, de longe, é mais eficaz ao desvelar a verdade no atinente ao que as crianças fazem *on-line*. É também muito útil e mais eficiente na proteção das crianças contra conteúdo inapropriado e predadores sexuais. Os pais que conseguem se inteirar das conversas reais que os filhos mantêm com estranhos podem tomar algum tipo de atitude, pois estão em melhores condições do que aqueles que estão no escuro.

PROGRAMAS PARA UMA MONITORAÇÃO MAIS EFICIENTE

Antes de me aprofundar no assunto, gostaria de esclarecer a diferença entre programas de controle e programas de bloqueio de conteúdo. Um programa de *controle* de conteúdo tem como objetivo bloquear o acesso a sites específicos que contêm uma série de palavras-chaves que são pré-programadas ou digitadas manualmente. O problema com esses recursos de controle é que os operadores de sites são campeões em errar a digitação de simples palavras-chaves. Os filtros podem ser usados como um conjunto de palavras-chaves ou combinações de categorias como *adulto*, *drogas*, *violência* etc. podem ser ativados ou não na maioria dos programas. Por outro lado, os programas de *bloqueio*, normalmente, mantêm um banco de dados dos sites por categoria que, quando um filtro é habilitado, conseguem bloquear o acesso àqueles sites. Muitas companhias que oferecem esses recursos empregam pessoas para navegarem pela internet numa tentativa de adicionar novos sites ao banco de dados, mantendo, assim, o produto mais atualizado e aumentando a eficácia do bloqueio. Da mesma forma que os programas de controle, os melhores produtos de bloqueio também permitem que os pais adicionem listas de sites bons e ruins. Os melhores produtos dos dias de hoje empregam as duas estratégias – controle e bloqueio – e, em geral, adicionam componentes de monitoração ou de registro para ajudá-lo na seleção dos dados coletados quando usados para monitorar atividades *on-line*.

Os programas de controle e de bloqueio de conteúdo ainda permitirão que a experiência na internet sobreviva e avance mais ainda. Em virtude da quantidade de conteúdo e dos variados graus de adequação aos menores de idade, as leis e as sociedades evoluíram para instituir condições destinadas à proteção desses jovens, ao mesmo tempo, preservando a liberdade de expressão. Alguns países controlam e bloqueiam conteúdo, e fazem isso de forma declarada, como a China, por exemplo. A Arábia Saudita declarou abertamente que toda transferência de conteúdo na internet para dentro e para fora do país é rastreada por meio de um conjunto de servidores centrais que avalia toda *webpage* requisitada para consulta.[1] Se o usuário requisitar uma página que conste na lista negra do governo ou na relação das páginas bloqueadas, essa página é barrada e o usuário não conseguirá visualizá-la.[2]

Os programas de controle de conteúdo pré-instalados nos navegadores, como o Supervisor de Conteúdo do Internet Explorer, e as configurações de controle paterno dos motores de busca não são ferramentas eficazes para a proteção de nossas crianças. Ou melhor, não impedem o acesso aos conteúdos; sobretudo, se as contas das crianças têm direito de instalar novos programas ou usar conexões de acesso à internet sem fio não seguras. Além disso, recursos oferecidos via internet que controlam e bloqueiam certos sites e serviços tampouco resolvem o problema totalmente. Muitas pessoas que usam esses serviços gostam de sua funcionalidade e de sua eficiência, porém não percebem que podem ser burladas. Essas ferramentas mostram-se eficazes somente se os usuários acessarem a internet por intermédio de seu provedor. Estou sendo bem honesto quando digo que a internet incluirá muitos recursos e provedores sem fio no futuro. É muito fácil instalar uma conexão sem fio não segura e usar um navegador diferente para burlar muitos programas de controle de conteúdo disponibilizados pelos serviços *on-line*. Adolescentes que têm *laptop* com cartões de acesso sem fio podem simplesmente levar seu computador para a casa de um amigo, usá-lo num cybercafé ou, como disse anteriormente, conectá-lo a um outro ponto de acesso à internet não seguro para visitar o que quiserem na internet e baixar praticamente qualquer coisa.

Segundo um estudo recente do governo norte-americano, aproximadamente 1,1% dos *websites* buscados e indexados pelo MSN e pelo Google e 1,7% dos sites indexados pelo AOL, MSN e Yahoo! têm cenas explícitas de sexo.[3] Em 1998, o governo norte-americano aprovou a COPPA (*Child Online Privacy Protection Act* – Lei de Proteção à Privacidade das Crianças *On-line*), que exigia que *websites* comerciais solicitassem informações de cartão de crédito ou comprovação de idade antes de permitir que os usuários visualizassem material considerado ofensivo a menores de idade.[4] Em 1997, a Suprema Corte dos Estados Unidos considerou inconstitucionais trechos da lei, alegando que eram vagos e conflitantes com os direitos de liberdade de expressão dos adultos.[5] Em 2004, a Suprema Corte bloqueou a COPPA e recomendou que o uso de programas de controle de conteúdo eram mais eficientes na proteção das crianças contra pornografia.[6] Segundo Chris Hansen, advogado da União Norte-Americana das Liberdades Civis, "a COPPA – para começar – não bloqueia os 50% dos conteúdos postados no exterior", ou seja, "no fundo, a eficiência da COPPA não chega aos 50%."[7]

Sempre que se tenta aumentar a consciência dos riscos sobre o uso da internet, é necessário trazer à baila um escândalo público que envolve sexo ou crime contra crianças. De acordo com um artigo do jornal norte-americano, *Wall Street Journal*, nas duas semanas após o escândalo do congressista Mark Foley ter saído a público, as vendas de ferramentas de controle e monitoração para pais aumentaram bastante, atingindo números de dois dígitos.[8] Segundo Philip B. Stark, catedrático da Universidade da Califórnia, em Berkeley, "Os programas de controle de conteúdo têm uma eficiência superior a 90%".[9] Será que teoricamente a maioria dos programas de controle já vem com uma ineficiência de 10%? Caso seja a realidade, na melhor das hipóteses, isso já os torna produtos de classe B assim que saem da embalagem. Acredito que apenas alguns programas de controle/monitoração sejam eficientes, e muitos poucos podem declarar eficiência de 90%. Muitos pacotes não passaram no teste da aba de imagens e de vídeos na busca por conteúdo adulto. Quando não passam nos testes, não passam mesmo, em geral retornando conteúdo bastante ofensivo. Não estamos apenas falando da porcentagem de páginas bloqueadas com sucesso, estamos falando de variados graus de inadequação de conteúdo retornado.

Como resultado, minha recomendação é clara: instale o programa de controle/monitoração adequado em todos os computadores de mesa, sobretudo, nos *laptops*, por meio dos quais as crianças acessam a internet.

Avaliei várias opções de programas antes de apresentar as seguintes recomendações para pais e professores. Desse modo, selecionei dois produtos para ajudar pais e professores a fazer o melhor possível quando o assunto é proteger os jovens internautas, independentemente do navegador ou das ferramentas de comunicação disponibilizados pela internet que as crianças usam. Fiz uso dos seguintes critérios na escolha dos produtos; portanto, devem ser:

- eficientes e funcionar conforme anunciado pelo fabricante (peso 50%);
- fáceis de instalar, usar e emitir relatórios apurados (peso 40%);
- ter bom custo-benefício (peso 10%).

O custo representou apenas uma pequena parcela no peso total durante a seleção dos produtos. Porém, como acontece com muitas outras coisas na vida, o que é bom custa caro. Para ser eficiente, um produto deve não apenas funcionar como anunciado pelo fabricante, mas passar numa série de testes. Muitos produtos não passaram no meu teste do motor de busca e exibiram fotos e vídeos com cenas de sexo ofensivas. Em momento algum, durante minha avaliação dos produtos, fui coagido, subornado, presenteado com programas grátis ou pago para selecionar algum produto.

Há diversos produtos no mercado, e muitos pais sentem-se confusos com as ofertas e simplesmente não sabem quais são eficientes ou não. Como consequência, confiam nas análises, resenhas, artigos e recomendações dos amigos. Muitos artigos recomendam vários produtos para uma determinada categoria, como registradores de teclado (*keystroke loggers*). Os produtos a seguir são minhas escolhas recomendadas e o que considero ser os melhores nas respectivas categorias.

- Recomendação de programa de controle/monitoração = CyberPatrol
- Recomendação de programa de monitoração/registro de teclas no modo oculto= PC Tattletale

CyberPatrol

O CyberPatrol é um produto bem fácil de usar e muito eficiente no bloqueio de conteúdo inapropriado. Bloqueia também serviços e ferramentas indesejáveis, como mensagem instantânea e bate-papo. O produto é desenvolvido e distribuído pela Surf Control; é vendido por assinatura, de 1 ou 2 anos, com preços de 40 e 60 dólares; respectivamente.

A compra do produto pode ser feita pela internet, no endereço www.cyberpatrol.com. Uma vez comprado e baixado, basta inserir a chave de licença apropriada. O produto pode ser configurado para efetuar atualizações automáticas ou manuais. Minha recomendação é programá-lo para atualizações automáticas diárias que iniciam 10 minutos após o primeiro acesso à internet daquele dia ter inicializado. Essa é a configuração que vem de fábrica; portanto, não se preocupe com sua ativação, a menos que queira atualizações menos frequentes. Além de ser uma ferramenta eficiente, o CyberPatrol tem características bastante úteis:

1. Os pais podem estabelecer perfis individuais de usuário para cada um dos diferentes membros da família com diferentes permissões de controle de conteúdo. O programa vem com perfil de usuário de fábrica que se aplica a qualquer usuário de um determinado micro. A fim de simplificar a configuração, opte por essa possibilidade em vez de criar múltiplos perfis de usuário em cada computador. Você pode cancelar qualquer bloqueio com uma senha administrativa, caso seja necessário.
2. O produto vem com filtros pré-configurados que já estão prontos para diferentes faixas etárias. Apenas selecione a configuração de filtro que mais bem se aplica aos membros de sua família e deixe que o computador faça o resto, que inclui configurar, automaticamente, permissões para bloqueios com variação de mínimo a máximo, segundo as categorias de informação. Exemplos de filtros pré-instalados incluem *Allow all, Adult – Security, Mature Teen, Young Teen, Child* e *Custom*. Optei pela configuração *Custom* (Personalizar) e então entrei em cada categoria de informação e as configurei na potência de filtro desejada (veja Figura 5.1).
3. O produto vem com 13 diferentes categorias de informação que permitem configurar filtros em níveis mais refinados. As categorias incluem *Adult/Sexually Explicit, Chat, Criminal Activity & Phishing, Drugs, Alcohol & Tobacco, Gambling, Glamour & Intimate Apparel, Hacking & Spyware, Hate Speech, Remote Proxies, Sex Education, Violence* e *Weapons*. As figuras 5.2 e 5.3 oferecem imagens de tela com as várias opções de filtros, níveis de acesso (ativado/desativado, permitir, bloquear) e configurações personalizadas para cada opção de filtro.
4. O produto também permite que os pais configurem permissões para várias ferramentas ao mesmo tempo ou que configurem o

bloqueio ou a permissão de modo individualizado. Um exemplo seria ativar o *Web Filtering* e personalizá-lo bloqueando *ChatGard* e *Usegroups*.

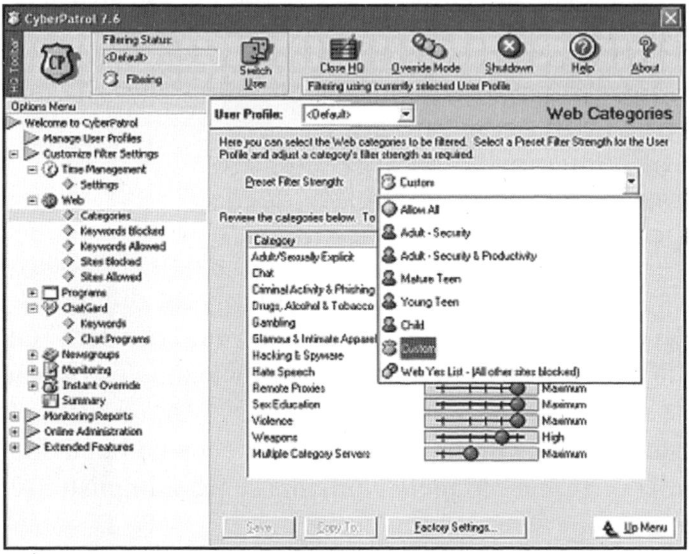

Figura 5.1 Como configurar filtros personalizados Usado com a permissão da SurfControl PLC.*

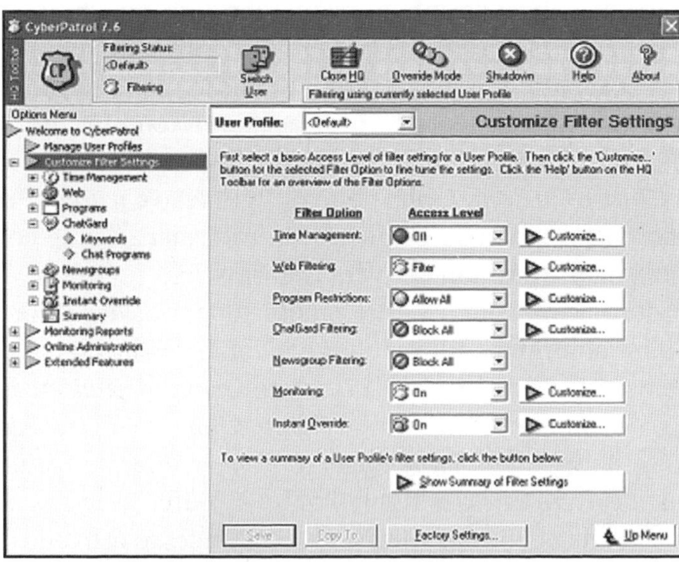

Figura 5.2. Como personalizar configurações dos filtros Usado com a permissão da SurfControl PLC.

* Programa encontrado somente em Língua Inglesa, similar ao BRMonitor em Língua Portuguesa. (N. da E.)

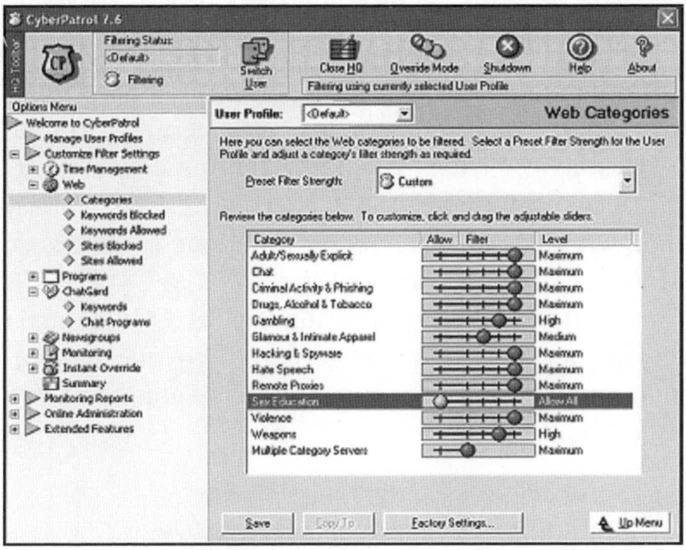

Figura 5.3 Categorias da Web
Usado com a permissão da SurfControl PLC.

5. O CyberPatrol permite que você estabeleça restrições de horários em cada conta de usuário. Os pais podem permitir que certos programas sejam usados por determinado usuário, apenas em horários específicos ao longo do dia. Esse recurso pode ser muito útil aos pais que estão trabalhando e cujos filhos podem voltar da escola antes deles, sobrando-lhes um bom tempo para matar à frente do computador, na internet.
6. O programa vem com um recurso de desativação instantânea que permite aos pais digitar a senha administrativa do aplicativo e desativar bloqueios e restrições que tenham sido configurados. Utilizo esse recurso em todos os computadores de casa; principalmente, para ver bloqueios anteriores dos meus filhos.
7. Para o controle de conteúdo da internet, o programa permite aos pais instalar palavras-chaves de sites bloqueados e permitidos e de sites que podem automaticamente acionar um controle, impedindo que a página seja visualizada.
8. Por último, mas não menos importante, o programa tem uma grande característica, que é a emissão de relatório, permitindo, assim, o acesso a tudo que foi tentado e bloqueado se a monitoração estiver ativada. Recomendo aos pais deixarem esse recurso ativado o tempo todo.

Quando um usuário tenta acessar uma página ou um serviço da internet que esteja bloqueada(o), o CyberPatrol, claramente, exibe uma mensagem ao usuário, informando página bloqueada ou serviço bloqueado. Assim, o produto é uma ferramenta que opera às claras, permitindo monitoração e controle eficientes das atividades na internet. Pelo preço, pela funcionalidade e pelas atualizações automáticas, o CyberPatrol é obrigatório aos pais cujos filhos tenham idade de 8 a 17 anos. Diferentemente dos controles de conteúdo individuais de navegadores específicos, o CyberPatrol funciona em todos os navegadores com licenças atualizadas. O programa até mesmo protege e registra as atividades de adolescentes que tentam acessar a internet usando um provedor de serviço diferente com um *laptop*, no qual o CyberPatrol esteja instalado.

PC Tattletale

O PC Tattletale é dos programas de informática mais eficientes e singulares que já encontrei. Como fui criador de *software*, gosto de um bom produto que não tenha muitos recursos computacionais e que possa ser instalado e que fique totalmente escondido do usuário. Os adolescentes nem irão perceber que está instalado, pois não aparece no Gerenciador de Tarefas do Windows como programa, esconde todos os ícones de atalho, não aparece na listagem de programas e não é visto como programa instalado no Painel de Controle. Além disso, o aplicativo foi projetado para ter tanta memória e tanto poder de processamento quanto um pequeno programa de mensagem instantânea. Os pais podem acessar a tela de gerenciamento, digitando a combinação Ctrl-Alt-function mais a senha administrativa ou utilizando um comando de quatro letras numa tela de configurações, mais a senha administrativa correta. O PC Tattletale tem as seguintes características:

1. O produto vem com eficiente *keystroke logger* que captura todas as senhas de qualquer programa ou formulário da internet. Isso é de extrema ajuda aos pais que queiram usar o *login* dos filhos e ver as páginas pessoais que postaram em sites de relacionamento preferidos ou passear pelos e-mails enviados e recebidos numa determinada conta que seus filhos possam ter escondido.
2. O PC Tattletale registra todas as atividades realizadas na internet e claramente exibe que sites foram visitados quando a seção *Websites Recorded* no *Menu* principal é verificada (ver Figura 5.7).
3. O programa pode ser instalado no modo oculto, deixando-o

imperceptível para a maioria dos usuários. Acesso ao painel de gerenciamento poderá ser feito somente se o comando e senha corretos forem digitados numa tela de configuração, parecida com a tela do sistema operacional. Consulte o manual do usuário para esta informação essencial.

4. A melhor função deste programa é sua habilidade de tirar uma foto da tela de tempos em tempos (intervalos de segundos), armazená-la num local secreto e exibi-la como um filme, assim que desejar (ver Figura 5.4). A seção *Screen Captures* do PC Tattletale exibe todas as atividades realizadas no computador, incluindo as tentativas de apagar o histórico das atividades *on-line*, *cache*, mensagens, transferências de fotos de e para um *pen drive* etc. O programa pode ser configurado para tirar fotos em intervalos de segundos. O intervalo pré-configurado é 4 segundos, mas você pode configurá-lo, digamos, para 8 segundos, e economizar mais espaço no disco rígido. O sistema apaga automaticamente capturas de tela que tenham mais de 30 dias, numa tentativa de evitar que o disco rígido fique cheio. Assim que um filme de captura de tela é visualizado, os pais podem facilmente apagar os registros, clicando no ícone adequado ao lado esquerdo da página do painel de gerenciamento. Esse recurso secreto é o sonho de todos os pais e coloca de novo em suas mãos o controle; assim, você pode ser mais eficiente na proteção de seus filhos enquanto navegam na internet.

Se você quiser de fato saber mais sobre o que as crianças estão fazendo na internet, as etapas seguintes lhe ajudarão a conhecer o programa mais rapidamente.

1. Baixe e instale o programa; em seguida, insira a senha master exigida para operar o aplicativo e as configurações.
2. Selecione o botão *Options* no *Menu* principal na parte de baixo da tela (ver Figura 5.5).
3. Clique em (a) *Record all Website Activity* (Registrar todas as atividades na *web*), (b) *Record screen shots every 8 seconds* (Registrar fotos da tela a cada 8 segundos), (c) *Record all keystrokes* (Registrar todos os toques de teclas), (d) *Record all windows opened* (Registrar todas a janelas abertas) e (e) *Turn off Ctrl-Alt-F5 hot key* (Desabilitar o atalho Ctrl-Alt-F5) (ver Figura 5.6). Ao desabilitar o

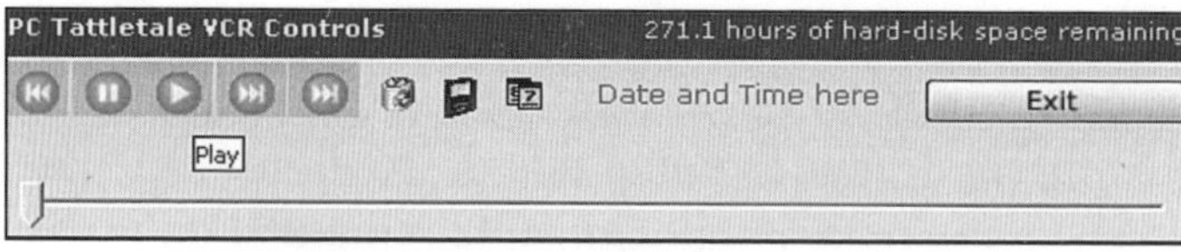

Figura 5.4 Controles do PC Tattletale
Usado com a permissão da Parental Controls Products, LLC.*

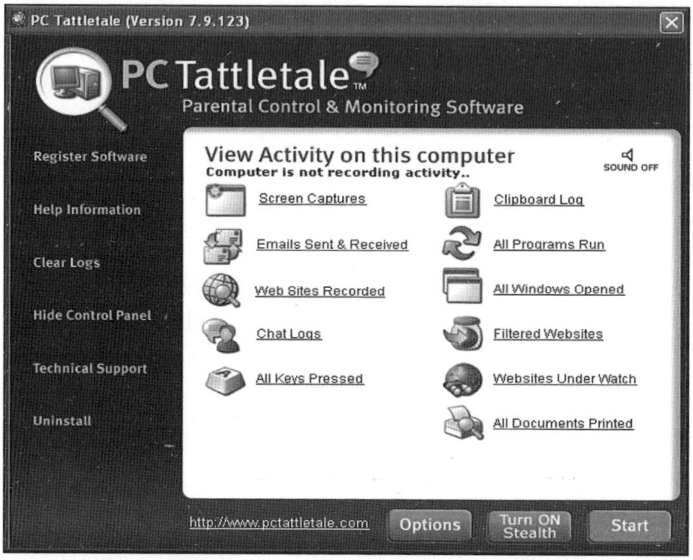

Figura 5.5 Menu principal do PC Tattletale
Usado com a permissão da Parental Controls Products, LLC.

atalho, você evitará que as crianças detectem que o programa esteja em funcionamento. Para acessar o painel de gerenciamento com esse atalho desativado, consulte o manual do usuário para ver que comando deve ser utilizado na tela de configurações.

4. No *Menu* principal do PC Tattletale, ative a monitoração secreta, selecionando o botão *Turn ON Stealth*, na parte de baixo da tela.
5. Opcional: no *Menu* principal do PC Tattletale, selecione o ícone *Scheduling* (Programação) à esquerda para que o programa ligue e desligue a função secreta de monitoração em horários específicos.
6. Opcional: no *Menu* principal do PC Tattletale, selecione o ícone *ReflexMail* para ser notificado por e-mail se certas palavras-chaves de observação da *web* estejam sendo usadas (por exemplo, xxx, sexo etc.) durante as horas de monitoração.
7. Salve suas configurações.

---

* Programa encontrado somente em Língua Inglesa. (N. da E.)

RECOMENDAÇÕES

Pais e professores que querem monitorar as crianças e suas atividades *on-line* precisam aumentar sua monitoração sem a ajuda de tecnologia e se apressar para ficarem por dentro dos melhores produtos, como os

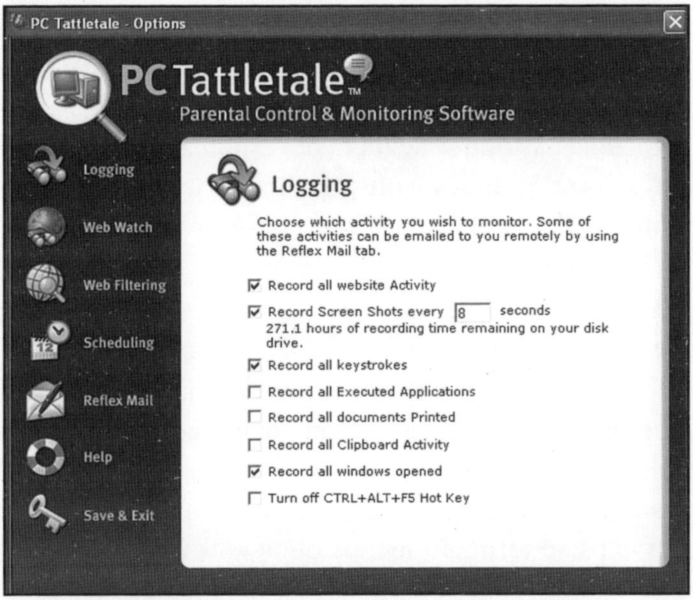

Figura 5.6 Opções de registro do Tattletale
Usado com a permissão da Parental Controls Products, LLC.

apresentados neste capítulo. Programas de monitoração e de controle de conteúdo progrediram muito nos últimos anos e estão ficando cada vez melhores a cada novo lançamento. Em suma, não são perfeitos e não deveriam ser a única solução tecnológica com a qual os adultos podem contar

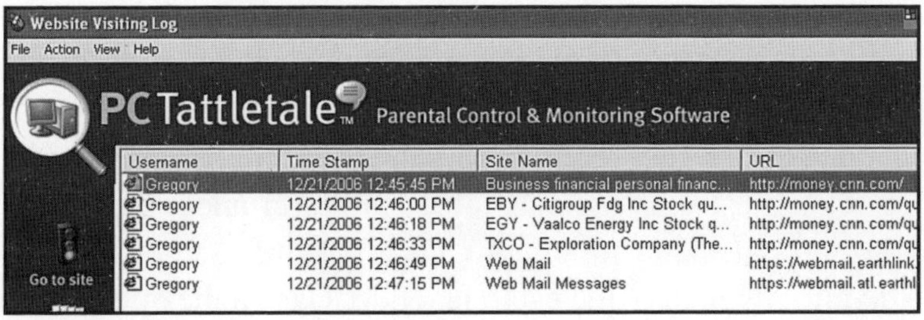

Figura 5.7
Usado com a permissão da Parental Controls Products, LLC.

para garantir que seus filhos estejam fazendo a coisa certa e não estejam colocando suas vidas em risco quando divulgam informações pessoais ou conversam com estranhos no ciberespaço. É aí que os programas secretos, como o PC Tattletale, entram em cena. Removem qualquer dúvida sobre o que seus filhos estejam fazendo na internet ao revelar quais são seus hábitos, suas ferramentas e até mesmo com quem conversam na internet, independentemente da ferramenta usada. Os programas secretos também preenchem a lacuna deixada pelas soluções imperfeitas de controle de conteúdo que estão aí no mercado.

As recomendações que se seguem deveriam ajudar pais e professores a começarem a usar grandes soluções técnicas que podem ajudar a manter a segurança das crianças na internet. As recomendações que faço são apresentadas por faixa etária, pois, a partir daqui, é assim que serão indicadas.

- Evite ofertas de serviços externos que estejam ligados a um único provedor de internet. Podem funcionar enquanto seus filhos são pequenos, mas tão logo atingirem a idade de 15 anos e tiverem acesso a mais tipos de tecnologia móvel, como *laptops*, *PDA*s etc., esses serviços se tornarão menos eficientes à medida que a maioria dos adolescentes passar a utilizar soluções mais independentes.
- Programas de controle de conteúdo embutidos nos navegadores, como os do Internet Explorer, não são eficientes e estão atrelados a um único navegador. Fuja desses tipos de recursos de controle de conteúdo e instale programas de controle de conteúdo de primeira linha, como o CyberPatrol. Configure-os para que sejam atualizados diariamente e lembre-se de instalar o programa em todo micro que esteja conectado à internet.
- Para aqueles que nada sabem sobre o que seus filhos estão fazendo na internet, instalem o programa de monitoração secreta PC Tattletale no micro de sua casa antes de instalar outros programas de monitoração e de controle de conteúdo que sejam de conhecimento dos seus filhos. Como estes programas informam às crianças que estão sendo monitoradas, de nada adiantarão. Os programas secretos ou ocultos é que de fato revelam o que estão fazendo. Caso ache que as atividades de seus filhos na internet estejam aquém do desejado ou que estejam em risco, então, não hesite em instalar o CyberPatrol para melhor

protegê-las, deixando que o programa oculto rode apropriadamente e rastreie todas as atividades das crianças, incluindo conversas de mensagem instantânea, transferências de arquivos e outras tentativas de encobrir o que andam fazendo na internet.

Categoria 1: Ensino Funfamental 1 (faixa etária 8-11)

- A única recomendação imperiosa para essa faixa etária é instalar programas de controle de conteúdo da internet em todos os computadores que as crianças usam para acessar a internet. Minha recomendação, sem sombra de dúvida, é o CyberPatrol.
- As configurações dos programas de controle de conteúdo deveriam ser potentes e atreladas à idade das crianças para evitar o acesso a conteúdo inapropriado, o qual é em geral acidental. Recomendo bloquear as seguintes categorias para esta faixa etária: sites de relacionamento, serviços de compartilhamento de arquivo, e-mail, FTP, conteúdo adulto, ferramentas de mensagem instantânea e salas de bate-papo. Aplicar essas configurações no CyberPatrol é muito fácil, basta selecionar o perfil de idade adequado.

Categoria 2: Ensino fundamental 2 (faixa etária 12-14)

- As crianças com idade de 12 a 14 anos normalmente estão saindo da infância e entrando na adolescência, e com a puberdade vem todo tipo de mudança de humor. Nessa faixa etária, programas de controle de conteúdo de internet deveriam ser instalados em todos os computadores com acesso à rede e que sejam usados por essas crianças.
- Recomendo o bloqueio das seguintes categorias nessa faixa etária: sites de relacionamento, serviços de compartilhamento de arquivo, e-mail, FTP, conteúdo adulto, ferramentas de mensagem instantânea e salas de bate-papo. O CyberPatrol tem configurações fáceis que realizam isso quando o perfil adequado de idade é selecionado.
- Se você decidir permitir certas categorias de conteúdo mais adulto, como sites de relacionamento ou mensagem instantânea, certamente recomendo a instalação do PC Tattletate para capturar senhas e monitorar as atividades; desse modo, você poderá ver o que seus filhos estão fazendo na internet. Para tanto, é necessário que os pais façam o *login* nas contas de e-mail e de sites de relacionamento dos filhos para ver o que enviaram, receberam e postaram a grupos particulares e ao público em geral na rede.

- Mude as senhas administrativas dos seus programas secretos e de controle de conteúdo de vez em quando, talvez mensalmente, visto que os adolescentes nessa idade podem tentar burlar tais controles.

Categoria 3: Ensino médio (faixa etária 15-17)

- Jovens com idade entre 15 e 17 anos estão entrando na fase adulta, o que, provavelmente, exigirá dos pais mais liberdade em termos de acesso à internet. Os pais deveriam instalar programas de controle, como o CyberPatrol, em todos os computadores que seus filhos nessa faixa etária usam para acessar a internet; sobretudo, para aqueles com cartão de rede sem fio.
- As configurações de controles de conteúdo da internet deveriam ser mais permissíveis e condizentes com a idade de seus filhos para evitar acesso a conteúdo inapropriado. Recomendo o bloqueio das seguintes categorias: conteúdo adulto, FTP, serviços de compartilhamento de arquivo, salas de bate-papo.
- Para essa faixa etária, minha recomendação é, com certeza, a instalação do PC Tattletale para capturar senhas e monitorar atividades; dessa forma, os pais poderão ver o que os filhos estão fazendo na internet. Os adolescentes sempre usam *laptop* e outros provedores de internet, alguns sem fio. Programas ocultos capturarão exatamente o que estão fazendo internet, não importando aonde levem seu *laptop*. Os pais deveriam rever os registros semanalmente e apagá-los a fim de liberar espaço à medida que novos registros sejam necessários.
- Mude as senhas administrativas dos seus programas secretos e de controle de conteúdo de vez em quando, talvez mensalmente, visto que os adolescentes nessa idade podem tentar burlar tais controles.

6 NAVEGANDO NA INTERNET, *BLOGS* E SITES DE RELACIONAMENTO

Bastam dois cliques num mouse para obtermos praticamente qualquer coisa.

- Gregory S. Smith

NAVEGANDO NA INTERNET

Os dados são oficiais – já cruzamos a marca dos 100 milhões de *websites* na internet.[1] De acordo com a Netcraft companhia de monitoração da internet, com sede em Bath, Inglaterra, essa marca foi atingida mais ou menos em outubro de 2006.[2] "Existem cerca de 100 milhões de *websites* com nomes de domínio e conteúdo próprios", segundo Rich Miller.[3] Isso não inclui todos os sites de subdomínio nem os *websites* pessoais da rede, que normalmente não são registrados e ocupam apenas algumas páginas. O crescimento no número de *websites* e no conteúdo que carregam é simplesmente alarmante; sobretudo, se considerarmos que, em 1995, havia apenas em torno de 18 mil *websites*.[4] O mais interessante, porém, é o ritmo com que a quantidade de conteúdo e o número de sites está crescendo na internet. Conforme uma propaganda do site de busca da Microsoft, "todo dia 7 milhões de novas páginas são adicionadas à internet".[5]

SITES DE BUSCA: OS BONS, OS MAUS E OS FEIOS

Navegar na internet hoje em dia é como dar um salto no escuro quanto ao que podemos encontrar, e com que facilidade. A citação em epígrafe é uma verdade inquestionável. Um conjunto bem-estruturado de palavras-chaves com a lógica booliana apropriada (e, ou, não etc.), em geral, traz resultados com *links* relevantes ao conteúdo desejado em questão de segundos. Esse conteúdo pode ser qualquer coisa – relacionada à escola, à história, a computadores, a viagens, a fotos e a filmes sobre pornografia, sobre sadomasoquismo, sobre violência, sobre mutilação, sobre racismo, sobre entranhas e vísceras, sobre homossexuais e lésbicas, sobre suicídio, sobre disfunções alimentares, sobre drogas e armas – tudo isso pode ser encontrado com apenas dois cliques no mouse do computador, um para executar a busca desejada e o outro para visualizar o *link* encontrado. Com o Capítulo 3, aprendemos que os motores de busca são excelentes para se achar informação na internet, são rápidos e, sim, são perigosos se deixarmos as crianças utilizá-los sem a supervisão adequada ou sem a instalação de um programa de controle de conteúdo. Um relatório recente, divulgado pelo *Berkman Center for Internet and Society*, da Faculdade de Direito de Harvard, criticou o filtro de conteúdo adulto do Google por bloquear sites não pornográficos (como o da American Library Association) quando a Busca Segura do Google está ativada, indicando que seus filtros não são 100% eficientes.[6] O que isso quer dizer a respeito de quão precisos seus algoritmos são no bloqueio de conteúdo inapropriado? Que esses algoritmos não são assim tão precisos.

A maior parte dos sites de busca populares são em geral comercializados pela empresa proprietária ou por meio de um site de relacionamento. Tanto adultos quanto jovens parecem transitar nos sites de busca públicos que detêm a maior fatia do mercado de fluxo da internet. A relação abaixo mostra alguns dos sites de busca mais populares e a porcentagem de buscas que cada um realizou desde julho de 2006 segundo uma análise com 57 sites feita pela Hitwise.[7]

- Google (www.google.com): 60,2 %
- Yahoo! (search.yahoo.com): 22,5%
- MSN (search.msn.com): 11,8%
- Ask (www.ask.com): 3,3%
- AOL (search.aol.com): 1,0%
- Outros: 1,0% coletivamente

A maior parte dos sites de busca no mercado oferece filtros de buscas paternos ou seguros, mas de acordo com minha pesquisa e teste, não funcionam tão bem quanto parecem, e não os recomendo para proteger seus filhos contra possíveis conteúdos ofensivos. Nem todos os motores de busca são iguais. Meu teste descobriu que o Google e o Live oferecem mais conteúdo quando se comparam expressões de busca e resultados nos vários motores de busca. O tamanho do buscador em geral é determinado por um dado estatístico – o número de documentos indexados ou prontos para busca. Nos últimos anos, vários motores de busca reivindicaram o *status* de o maior buscador. Em 1997, o Altavista disse ter o maior repositório, com aproximadamente 150 milhões de páginas indexadas.[8] Em 2003, a maior batalha de sites foi entre AlltheWeb e Google.com, com 3,3 bilhões e 3,2 bilhões, respectivamente.[9] Quase no final de 2004, o Google havia tomado a liderança de novo, com 8 bilhões de páginas, comparado com seu rival mais próximo, MSN, com 4 bilhões.[10] Hoje em dia, o sucesso de um sites de busca é determinado por vários fatores, que incluem tamanho, velocidade, *marketing*, funcionalidade e potencial de crescimento (em geral pela divulgação de capacidade financeira). O Google aparece em primeiro lugar nessa lista, mas a Microsoft está de volta no páreo, junto com a Live.com.

Os sites de busca podem buscar não apenas *webpage*s ou documentos HTML, mas também mais de 250 tipos de arquivo, incluindo alguns populares como Word, PowerPoint, Excel, PDF, WordPerfect, CorelDraw, e até mesmo bancos de dados relacionais de fabricantes como Oracle e IBM. Os buscadores atualizam seu conteúdo ao enviar robôs de busca para procurar por conteúdo novo e atualizado pelas páginas e pelos *links* para seguir outras páginas e então atualizar seu diretório de conteúdo indexado. Muitos motores de busca também licenciam sua tecnologia para compra; assim, empresas e organizações podem implementar suas capacidades de site de sub-busca em seus próprios sites corporativos, governamentais e públicos. O Google é uma dessas empresas que vende seus equipamentos dotados com sua ferramenta de busca para que grandes grupos a usem internamente em *intranets*, bem como em sites públicos externos. Como resultado, navegamos na internet num ambiente de sites de buscas organizacionais específicos do conteúdo ou da mensagem de cada empresa, junto com um vasto repositório de sites gratuitos públicos externos com bilhões de páginas de conteúdo indexado e possível de ser buscado. Isso tudo é muito legal, mas tem um custo. Na próxima seção, trato dos sites de buscas gratuitos públicos – franqueza acima de qualquer coisa – são perigosos para as crianças e deveriam ser amplamente restritos e limitados. Não tem o que ficar pensando. Particularmente uso o CyberPatrol e bloqueio todos eles para os meus filhos.

Felizmente, há diversas opções para os pais hoje em dia. Os seguintes sites são boas alternativas e podem ser adicionados (caso necessário) à lista de sites aprovados no CyberPatrol.

- www.ajkids.com (Ask Jeeves for Kids)
- www.kidsclick.org (site de busca para crianças, usado em bibliotecas)
- www.yahooligans.com (Yahoo! para crianças)

Ask Jeeves for Kids é um dos meus favoritos, pois, teoricamente, não apresenta nenhum conteúdo presente na lista de bloqueio master do CyberPatrol, a qual é atualizada com frequência.[11] Também gosto do Yahooligans, concebido para crianças com idade entre 7 a 12 anos e não apresenta nenhum tipo de publicidade orientada a adulto.[12] Outros sites seguros menos conhecidos são:

- www.ala.org/greatsites (American Library Association – sites seguros para crianças, da associação de bibliotecas dos Estados Unidos)
- www.awesomelibrary.org (32.000 sites cuidadosamente revisados para crianças)
- www.education-world.com
- www.factmonster.com (dicionário, enciclopédia e almanaque *on-line* voltados para as crianças)
- www.family-source.com (motor de busca, que pesquisa 1 milhão de páginas, voltado à família)
- www.kids.gov (site patrocinado pelo governo norte-americano, conteúdo classificado por categoria e *links* a outros sites seguros)

Como é fácil buscar e encontrar pornografia pesada na internet, gostaria de abordar a questão dos riscos aos quais as crianças se expõem. Segundo a Dra. Mary Anne Layden, co-diretora do Programa de Trauma Sexual e Psicopatologia (*Sexual Trauma and Psychopathology Program*), do Centro de Terapia Cognitiva (*Center for Cognitive Therapy*), da Universidade da Pensilvânia, expor adultos e crianças à pornografia pode ser prejudicial às crenças e aos comportamentos das pessoas.[13] Em seu depoimento, ao Comitê do Senado Norte-americano do Comércio, Ciência e Transporte, descreveu alguns danos adicionais causados pela pornografia:

- Visualizar pornografia aumenta a possibilidade de o internauta se viciar em sexo.
- Pesquisas clínicas reforçam que os viciados em sexo têm 40% mais chance de perder o cônjuge; 58% mais chance de causar impacto negativo em suas finanças e 27-40% mais chance de perder o emprego.[14]

O efeito nas crianças é igualmente ruim, além disso:

1. Podem desenvolver a ideia de que as imagens e os vídeos sejam normais e de que possam fazer o mesmo.

2. Pode aumentar a probabilidade de que as crianças venham a ter o mesmo comportamento sexual que visualizam na tela.

3. Pode aumentar a probabilidade de exposição sexual numa idade muito precoce, assim aumentando o risco de gravidez e doenças sexualmente transmissíveis.[15]

Um relatório na Austrália informou que as crianças que posteriormente se transformaram em predadores sexuais haviam tido acesso à pornografia na internet e a haviam praticado.[16] Em seu depoimento, Layden também disse que "não há estudos e não há dados que indiquem qualquer beneficio trazido pelo uso da pornografia".[17] A seguir, depoimentos de jovens em que relatam suas experiências com pornografia, o que nos ajuda a reforçar alguns dos riscos:

- Bill (começou a visualizar conteúdo na internet aos 12 anos de idade): "Isso me levou a ter relações sexuais aos 13 anos, tentando fazer o que via na internet. Passei a usar drogas e acabei num centro de reabilitação".[18]

- Troy diz: "foi a pornografia na internet que me fez ver as mulheres com outros olhos. Um cara trata a garota como uma vadia. São apenas um pedaço de carne".[19]

Um estudo com 932 viciados em sexo revelou que 90% dos homens e 77% das mulheres que participaram do estudo indicaram que a pornografia contribuiu de modo marcante para que ficassem viciados.[20]

Encerro esta seção com quatro sugestões principais:

1. Não confie nas configurações de busca segura do buscador – não funcionam tão bem assim.
2. Bloqueie os sites de busca populares para crianças mais jovens que tenham idade entre 15 e 17 anos.
3. Se permitir que seus filhos usem sites de busca mais populares, como o Google e o Live, use as configurações de controle de conteúdo adulto dentro do CyberPatrol para bloquear e limitar conteúdo potencialmente ofensivo. O CyberPatrol é muito eficiente no bloqueio de conteúdos ofensivos textual e gráfico.
4. A exposição de pornografia a crianças, sobretudo a adolescentes, pode prejudicar a ideia que fazem daquilo que seja um relacionamento sexual normal e pode levar a um comportamento inapropriado e degradante mais tarde na vida.

SITES DE RELACIONAMENTO E *BLOGS*

Escrevi esta parte do livro na Ilha de Santa Cruz, nas Ilhas Galápagos, esperando que a tecnologia e o acesso à internet não passassem de um sonho. A coisa não foi bem assim. O acesso à internet sem fio e os cibercafés estão a todo vapor na ilha; o acesso à internet via banda larga está disponível em praticamente todos os hotéis. Uma turista descreveu a casa que se hospedou durante um recente cruzeiro que realizara para praticar *snorkel* na Ilha de Bartolomeu. Segundo ela, a casa do amigo, na Ilha de Santa Cruz, era bem simples, com condições básicas de conforto, não tinha ar condicionado, nem água quente, mas era totalmente equipada com acesso à internet sem fio, dois computadores e um iPod. Também pude conversar com alguns adolescentes que vivem na Ilha de Santa Cruz e eles pareciam bastante cientes dos tipos de conteúdo disponíveis na internet. Vários deles informaram que tinham contas de e-mail gratuitas. Não sei quantos adolescentes na ilha conhecem ou usam sites de relacionamento, mas é apenas uma questão de tempo para que se tornem comuns até mesmo nas localidades mais remotas. A tecnologia está permeando a maioria das culturas e dos lugares ao redor do globo, o que significa que os riscos aos jovens internautas são tão reais em ilhas remotas, ou até mesmo piores, quanto em qualquer outro lugar.

Os sites de relacionamento e os sites de apoio apresentam desafios reais para pais, professores e crianças. Sites populares, como MySpace, Xanga e Friendster, atraem milhões de adolescentes e adultos e parecem estar numa corrida para ver qual consegue ser o diário *on-line* com o maior número de membros. Embora sejam a grande sensação entre as crianças, que normalmente postam fotos de si mesmos e de amigos, descrevem seus interesses pessoais e fazem seu *blog* (diário *on-line* ou *weblog*) sobre seu dia a dia, esses sites são o pior pesadelo dos pais. A garotada posta muita informação pessoal e algumas operadoras desses sites têm procedimentos de segurança, mas não têm mecanismos suficientes para proteger conteúdo de perfil privado dos membros. Em 7 de setembro de 2006, o Xanga aceitou pagar 1 milhão de multa em virtude de violações do COPPA (*Child Online Protection Act* – Lei de Proteção às Crianças *On-line*) por supostamente receber e divulgar informação pessoal de crianças com idade igual ou inferior a doze anos.[21] A COPPA exige que todo site comercial obtenha o consentimento dos pais antes de receber informação pessoal de crianças menores de 13 anos.

O interessante é o que motiva pessoais normais terem um *blog* na internet e teoricamente divulgar informação pessoal a milhões de estranhos. A internet e os sites de relacionamento ajudaram a criar uma nova classe de repórteres e comentaristas que estão ansiosos e dispostos a escrever praticamente sobre qualquer coisa. Uma pesquisa nacional revelou que: a maioria dos blogueiros concentra-se na descrição de sua vida diária e de experiências pessoais dirigidas a um público-alvo pequeno e uma pequena porcentagem de blogueiros dirige a públicos-alvo maiores suas informações, as quais incluem assuntos sobre política, mídia e governo.[22] Embora os *blog*s estejam em alta entre os jovens, não são os únicos que escrevem suas experiências ali. Segundo pesquisa do Pew Research Center, o número de blogueiros adultos nos Estados Unidos também está crescendo – chegando aos 12 milhões ou a 8% dos usuários adultos da internet.[23] A pesquisa também informa que:

- 54% dos blogueiros dizem que nunca publicaram em outros lugares antes.
- 54% dos blogueiros têm idade inferior a 30 anos.
- As mulheres e os homens participam praticamente com a mesma proporção entre os blogueiros.
- 76% dos blogueiros compartilham informações pessoais.[24]

Qual o tamanho do mercado dos sites de relacionamento então? A resposta é simples – é enorme! A Tabela 6.1 oferece uma ideia dos dados sobre os maiores sites, sobre alguns outros alternativos, cujos nomes muitos pais nem mesmo ouviram falar, juntamente com o número de visitantes em 2006 e as taxas de crescimento desde 2005.[25]

Site	Visitantes em 2006	Crescimento desde 2005 (%)
MySpace	79,6 milhões	+ 243%
Facebook	15,5 milhões	+ 86%
Friendster	15,4 milhões	– 1%
LiveJournal	11,6 milhões	+ 4%
Piczo	10,2 milhões	+ 216%
Bebo	9 milhões	+ 185%

Tabela 6.1 Sites de relacionamento

Outros sites menos conhecidos incluem XuQa e Hi5, que oferecem serviços complementares não convencionais, como jogos e tocadores de música.[26] Algumas crianças passam várias horas por dia nos sites de relacionamento, contatando amigos, postando fotos e escrevendo no seu diário *on-line*. Após as crianças perceberem que os pais já conhecem sites como MySpace, em geral vão para sites menos conhecidos, como Piczo, para não serem detectados pelos radares paternos. Alguns sites são mais voltados a adolescentes mais jovens, ao passo que outros (como Facebook) visam adolescentes mais velhos e universitários. O site Facebook começou exigindo endereços eletrônicos com domínio universitário (como .edu) para que a pessoa se registrasse, mas depois abriu o site, aceitando também alunos do ensino médio.[27]

Embora possa ser divertido para jovens e universitários conversarem *on-line* e postarem seus diários pessoais, os sites de relacionamento são os principais pontos de espreita dos predadores sexuais. De acordo com um artigo do *Washington Post*, um membro (uma garota) do MySpace descobriu que um estranho havia copiado fotos suas de um site e havia criado uma página falsa; em seguida, publicou cópias dessas fotos no novo site e o usou para começar um relacionamento com um garoto num outro estado.[28] Será que é fácil um predador sexual encontrar uma possível presa que viva bem perto dele? Infelizmente, é muito fácil. No site MySpace, os predadores podem simplesmente clicar no item do *Menu* Navegar, buscar informação por categorias (inclusive sexo, idade, país) e então digitar o CEP desejado para encontrar presas em potencial. A busca pelo CEP pode até mesmo ser refinada, pode-se incluir o raio de alcance na área desejada a fim de atrair membros, digamos, dentro de um raio de 8 a 15 quilômetros.

Os predadores normalmente se fazem passar por menores nos sites de relacionamento, até mesmo postam fotos falsas, para atrair vítimas. Ao usarem tecnologia de busca, podem muito bem encontrar conteúdo disponibilizado publicamente, como e-mail, *nick* de mensagem instantânea, *hobbies*, salas de bate-papo favoritas e nomes de escola antes de tentar estabelecer uma conversa *on-line* com sua possível próxima vítima. “Este é o tipo de lugar que certamente atrai predadores sexuais,” declara Jim Clemente, Agente de Vítimas Sexuais Infantis do FBI.[29] “É um risco enorme”, conclui. Quão reveladoras são algumas das coisas postadas em sites de relacionamento? Bem mais reveladoras do que muitos pais gostariam e permitiriam que fossem. Segundo um artigo recente da RecordOnline.com, uma busca aleatória por pouco mais de uma dezena de perfis dos membros num CEP em particular revelou uma foto de mulher praticamente sem a parte de cima que se dizia dançarina, seguida de uma biografia bastante picante.[30] Uma pesquisa recente no site MySpace resultou em inúmeras fotos, mensagens de *newsgroups* e vídeos com conotações sexuais que não são apropriados para crianças.

Os predadores também usam outras ferramentas para atrair suas vítimas após ganhar terreno com fatos pessoais chaves. O Capítulo 8 discute algumas das abordagens e ferramentas assombrosas usadas, incluindo mensagem instantânea e salas de bate-papo, que permitem aos predadores efetivamente localizar o endereço e a escola no prazo de mais ou menos uma hora de pesquisa *on-line*. Uma garota de 14 anos está processando o MySpace, no qual ficou conhecendo um homem que, segunda diz, a violentou sexualmente.[31] O homem alega que não é culpado e que a garota, à época com 13 anos, disse ter 15 para ser adicionada ao site, o qual proíbe usuários menores de 14 anos.[32]

Alguns adultos, quando agem sem cautela, não conseguem ver os riscos que estão por trás dos sites de relacionamento. Sete alunos numa escola de Nova Jersey foram suspensos após postarem fotos e outras vulgaridades sobre outros alunos e professores num site.[33] Segundo funcionários da escola, os alunos usaram câmeras de celulares para secretamente tirar fotos de outras pessoas sem permissão.[34] Então, o que os pais podem fazer a respeito dos sites de relacionamento? Estas breves sugestões podem ajudar.

- Bloqueie os sites de relacionamento para crianças que tenham de 8 a 14 anos de idade.
- Sempre lembre as crianças para que não postem coisas pessoais que possam dar alguma pista a um predador sexual.
- Se permitir o acesso a sites de relacionamento, faça monitorações

secretas via PC Tattletale e confira as apresentações de vídeos regularmente para garantir que suas crianças não estejam conversando com as pessoas erradas na internet nem que estejam postando conteúdo pessoal que possa ser usado contra elas ou que possa colocá-las em risco.

- Não subestime o apelo dos sites de relacionamento frente aos adolescentes. Com frequência, sentem-se mais independentes expressando-se *on-line* do que pessoalmente, visto que não têm que lidar com o constrangimento de uma interação cara a cara, caso digam algo errado.

Não se esqueça dos sites FTP

Os sites FTP são muito simples e seguros para o armazenamento e a troca de arquivos entre os usuários. As empresas usam esse tipo de site para enviar e receber, com segurança, arquivos entre representantes e parceiros comerciais. Um site FTP usa um protocolo de programa diferente, reconhecido pelas letras ftp no endereço do navegador, que é diferente do protocolo http usado para acessar sites e páginas padrão da internet. Os sites FTP podem ser acessados por meio de um navegador comum de uma das duas maneiras:

- sem a exigência de identificação nem de senha, ou seja, anonimamente, por exemplo, ftp://ftp.nomedosite.com
- com a exigência de identificação e senha, por exemplo, ftp://nomedousuário@ftp.nomedosite.com; esse tipo de site provavelmente exigirá uma senha.

O lado ruim dos sites FTP é que:

- imagens ou vídeos pornográficos podem ser facilmente compartilhados entre os usuários que conheçam o endereço FTP de um determinado site;
- os sites FTP são populares para o compartilhamento ilegal de vídeos musicais, para a violação de direitos autorais e também são usados por *hackers* para ocultar arquivos de áudio infectados com vírus e riscos de segurança que, se baixados, podem teoricamente comprometer o computador do usuário, bem como quaisquer dados confidenciais nele contidos;
- muitos programas de controle de conteúdo não bloqueiam de modo

adequado o acesso a esses sites porque frequentemente usam nomes de arquivos criptografados e nenhum outro conteúdo;

- muitos pais não têm a mínima ideia do que seja um site FTP, muito menos de como acessá-lo.

O lado bom é que o protocolo FTP, propriamente dito, pode ser bloqueado, negando às crianças o acesso a esses sites e ao seu conteúdo.

Recomendo que os pais bloqueiem o FTP via um aplicativo *firewall*, que será discutido mais adiante neste capítulo. Para os pais que ainda não instalaram um aplicativo *firewall* nos computadores residenciais, recomendo que o instalem o mais breve possível. O PC Tattletale logo mostrará se as crianças estão usando sites FTP para acessar conteúdo inapropriado e quais estão acessando.

Muitos adultos não têm necessidade de acessar sites FTP, pois grande parte do conteúdo e dos *downloads* de arquivos estão armazenados nos servidores da internet e não em servidores FTP. Se, de fato, precisar usar um site FTP, você provavelmente é do ramo da tecnologia da informação e saberá, com rapidez, como obter e revogar o acesso quando necessário, assim as crianças não serão expostas aos riscos do FTP.

A LOUCURA DAS VIDEOCÂMERAS

Ao longo dos últimos anos, videocâmeras acopladas a micros tornarem-se extremamente populares entre adolescentes e adultos como um modo de humanizar a comunicação entre os internautas. Dois fatores-chaves que impulsionaram o aumento no uso desses aparelhos são o preço baixo das câmeras e o maior acesso às conexões de banda larga ocorrido nas residências, escolas e empresas. Nos Estados Unidos, uma videocâmera, bastante funcional e facilmente instalada num computador, pode custar apenas 50 dólares nas lojas, incluindo aplicativo com instruções de fácil instalação e uso. Videocâmeras de qualidade mais baixa também podem ser encontradas em quase todo telefone celular, viabilizando seu uso para gravação e distribuição de pequenos vídeos.

O mundo dos negócios já há algum tempo faz uso das videocâmeras para agilizar reuniões *on-line* privativas e criptografadas, exibindo, assim, apresentações de *slides* e imagens de vídeo em tempo real na mesma tela. A tecnologia ficou tão fácil que muitos profissionais a usam sem a assistência de especialistas em TI. Gosto de ligar uma câmera USB no meu micro e fazer uma reunião *on-line* com um colega distante. O aplicativo de conferência virtual percebe o dispositivo e automaticamente abre uma janela para exibir o vídeo ao vivo.

Videocâmeras e sites que exibem vídeos trazem riscos significativos às crianças hoje em dia. Vários anos atrás, uma jovem criativa, chamada Jenny, lançou o *website* Jennycam com nada mais, nada menos que um computador, uma câmera e uma conexão da internet, tudo instalado em seu quarto. A câmera, ligada continuamente, flagrava tudo o que ela fazia, inclusive sexo, e exibia a quem quer que tivesse acessado sua página. O site tornou-se incrivelmente popular e famoso, com muitos estranhos curiosos ao redor do mundo querendo assistir ao que ela faria em seguida. Voltemos ao presente e temos diversos sites de vídeo amador como o YouTube que contém uma gama enorme de videoclipes caseiros, muitos dos quais não são apropriados para crianças. Nesses sites, é fácil o usuário carregar conteúdo novo que poderá ser visualizado por milhares de pessoas ao redor do mundo dentro de minutos. A explosão de sites na internet com compartilhamento de vídeo como o YouTube, o MySpace (que recentemente incorporou a modalidade vídeo), o Yahoo!, o Google, e até mesmo a Microsoft tornou-se o último desafio dos pais que tentam proteger seus filhos. O YouTube, é de longe o maior e o mais bem-sucedido site, com 20 milhões de visitantes por mês e com uma média de 50.000 novos vídeos adicionados diariamente.[35]

Grande parte dos sites de compartilhamento de vídeo exige que esses carregamentos acompanhem a aceitação de um contrato, normalmente feita por uma caixa de diálogo ou por um botão, proibindo conteúdo que seja obsceno, pornográfico ou que envolva nudez. Como a maioria dos usuários da internet, aqueles que divulgam esses vídeos também quase nunca leem a letra miúda dos contratos e, em geral, fazem o *upload* de conteúdo questionável de qualquer forma – mesmo sabendo que seus vídeos serão removidos tempos depois. Assim, esses videoclipes de conteúdo duvidoso ficam acessíveis por algum tempo, e são retirados do ar somente depois que a empresa hospedeira é informada sobre seu conteúdo inapropriado. Segundo um porta-voz do YouTube, "material realmente questionável é logo delatado" e removido do site em 15 minutos.[36] No entanto, nem todo material delatado é removido de muitos desses sites, ficando disponível apenas a usuários registrados com idade igual ou superior a 18 anos.[37] Essa abordagem não ajuda a proteger as crianças contra a visualização de vídeos ofensivos. As crianças podem muito bem mentir sobre a idade ao se cadastrarem; embora os sites saibam que essa é uma prática comum, ainda não estão preparados para proteger as crianças. Uma boa saída seria exigir cartão de crédito para cadastrar usuários com idade igual ou superior a 18 anos, mas muitas empresas sabem que se fizerem isso, perderão muitos membros. Pessoalmente, acho que parte do problema está na administração dos sites de relacionamento e de compartilhamento de vídeo que trocam a segurança das crianças por mais membros e por mais dinheiro de publicidade. Vergonhoso!!!

Então, quais são riscos que as crianças correm ao usarem videocâmeras acopladas aos computadores e ao visitarem sites de compartilhamento de vídeo? O que vem a seguir resume os principais riscos que as crianças correm:

- É fácil para as crianças acessar conteúdo de vídeo adulto e inapropriado em sites de compartilhamento.
- Esses sites, inclusive os componentes dos sites de relacionamento, podem expor informação pessoal, incluindo a imagem das crianças ou outros fatos revelados em vídeos caseiros como o nome da rua ou da escola a predadores e raptores.
- Conteúdo, incluindo fotos e videoclipes, pode ser usado por predadores sexuais para chantagear as crianças para que entrem em outras atividades *on-line*, como atos sexuais, ou até mesmo forçá-las a um encontro em pessoa.

Além disso, embora os sites de compartilhamento de vídeo, como o YouTube, possam, às vezes, ser divertidos, são perigosos; há milhares de sites adultos que possibilitam a visualização gratuita de videoclipes tentadores de pessoas envolvidas numa gama enorme de atos sexuais – todos acessíveis sem cartão de crédito ou sem que o usuário seja membro do serviço. Esses sites são facilmente encontrados com um motor de busca, bastando, para tanto, digitar expressões como "vídeo de sexo".

É comum que predadores sexuais se passem por um amigo ou por um colega de classe de uma criança que encontraram na internet. Ao longo de dias, às vezes semanas, de bate-papos *on-line*, os predadores tentam ganhar a confiança de uma criança e podem falsamente convencê-la de que de fato seja um de seus colegas da escola. Nesse tipo de ambiente, uma coisa leva à outra e o que começa, digamos, como um *flash* de um *topless* fortuito de uma criança/adolescente, se transforma numa ameaça de chantagem (talvez a divulgação de fotos desse *flash* na internet ou até mesmo o seu envio por e-mail aos pais, a professores e a amigos da garota). Em caso extremo, uma videocâmera usada de maneira inapropriada por um adolescente pode levá-lo a se tornar um escravo virtual ou real do predador sexual. Há muitos casos documentados que atestam esse tipo de abordagem e de risco.

Desse modo, alertamos aos pais para monitorem cuidadosamente o uso que as crianças fazem de equipamento de vídeo, inclusive de celulares e de *webcams*. Um caso extremo de tentativa de bloquear conteúdo de vídeo inapropriado para crianças é o anúncio recente da Telecom S.A, gigante brasileira das telecomunicações, de que ela havia bloqueado o YouTube numa determinada região do país após um vídeo erótico de uma modelo e de seu namorado fazendo sexo ter sido colocado no site.[38] O vídeo, amplamente visualizado, ficou ainda mais famoso quando o anúncio de que a empresa iria bloquear o YouTube ganhou as manchetes do mundo, mas, até então, o vídeo já havia sido postado em vários outros *website*s, praticamente impossibilitando o bloqueio de sua visualização a usuários no Brasil e no mundo todo.[39]

Os pais deveriam limitar o uso de videocâmeras acopladas aos micros de casa e bloquear sites de compartilhamento de vídeo. Se videocâmeras forem instaladas nos micros e forem usadas em casa, preste atenção ao uso que as crianças fazem desse equipamento e aos sites que estão visualizando. Se necessário, instale o PC Tattletale, que lhe deixará informado sobre tudo.

FIREWALLS E REDES SEM FIO

Firewalls

No Capítulo 2, definimos um *firewall* e discutimos brevemente por que pais e professores precisam conhecer esses aplicativos. Aqui apresento como começar a escolher um e como usá-lo. De forma bem simples, os *firewall*s ajudam os pais da seguinte forma:

1. protegem os computadores contra *hackers*;
2. bloqueiam o acesso de certos tipos de aplicativos à internet (em geral, por meio de um número específico de porta do *firewall*);
3. bloqueiam certos tipos de arquivos ofensivos (MP3, EXE, PIF) para que não sejam enviados pelo seu computador ou recebidos por um outro; e
4. bloqueiam certos protocolos (como FTP) no seu computador.

Este livro não tem como objetivo ensinar aos pais todos os detalhes da tecnologia *firewall*, mas, sim, abordar os aspectos que podem ajudá-los a proteger os filhos na *web* (por exemplo, o bloqueio de serviços FTP); desse modo, concentrar-me-ei no seu benefício final. Recomendação: se os computadores residenciais estiverem conectados à internet, todos deveriam ter um *firewall* instalado e em pleno funcionamento. Enquanto as empresas usam combinações de equipamentos e aplicativos *firewall* a fim de proteger seus computadores, as pessoas normalmente usam apenas aplicativos *firewall*, gratuitos. As versões XP e Vista do Windows já vêm com aplicativos *firewall* pré-instalados. Embora estes não sejam tão eficientes quanto outros produtos *firewall*, podem ser uma boa opção como primeira linha de defesa e são fáceis de ativar, apenas com o uso de uma caixa de diálogo. Na minha casa, não há um computador sem *firewall*. Para ativar o *firewall* da Microsoft, basta consultar o programa de ajuda (tecla F1) e seguir as instruções, que são bem fáceis.

Recomendação: embora haja diversos produtos *firewall* bons no mercado, particularmente recomendo estes dois:

1. *BlackICE PC Protection* do ISS (*Internet Security Systems* – Sistemas de Segurança da Internet), www.BlackICE.iss.net. Este programa, para instalação num único computador, é vendido nas lojas por apenas 40 dólares; mas pode ser adquirido para vários computadores (até três) por cerca de 100 dólares.
2. *F-Secure Internet Security 2007*, www.f-secure.com. A licença para até três computadores custa em torno de 80 dólares.

Após selecionar, baixar e instalar um desses programas, é sempre bom consultar a ajuda *on-line* do produto para saber como bloquear o FTP como serviço. Essa operação poderá exigir que você bloqueie um número de uma porta específica, possivelmente a porta 21; em geral, a que é usada por um FTP. Uma vez bloqueada, tente acessar um site como ftp://ftp.microsoft.com e veja se a solicitação é bloqueada por uma nova regra do *firewall*. Se isso ocorrer, parabéns! Você acabou de criar uma função de segurança no seu produto *firewall*.

Redes sem fio

Hoje em dia, os equipamentos sem fio estão se tornando a norma e não a exceção. Tanto as empresas quanto as pessoas estão usando pontos de acesso sem fio e cartões de rede de fabricantes como Linksys e D-Link para criar redes sem fio rápidas e baratas, por meio das quais os computadores são capazes de acessar a internet. Com certeza é mais em conta instalar uma rede sem fio em casa do que instalar redes com cabo em todos os cômodos onde houver um micro. As redes sem fio chegaram para ficar, e apresentam desafios adicionais para proteger as crianças adequadamente na internet. Pais e professores de hoje *devem* se familiarizar o mais rápido possível com as melhores formas de monitorar e proteger as crianças no mundo dos aparelhos sem fio. A seguir, alguns dos riscos que envolvem as redes sem fio e o uso de computadores pelas crianças, sobretudo *notebooks* equipados com cartões sem fio (em geral chamados de NICs sem fio ou adaptadores de rede sem fio).

- Computadores portáteis com acesso sem fio podem burlar proteções de serviços de segurança da internet; para tanto, basta conectá-los a um outro ponto de acesso à internet sem fio desprotegido.
- Os *laptops* podem ser usados em locais onde os pais não conseguem monitorá-los. O PC Tattletale deveria ser instalado nesses equipamentos para, com exatidão, emitir relatórios sobre o que está sendo usado, independentemente de onde estejam conectados.
- Os *laptops* podem burlar equipamentos *firewall* de sua casa (às vezes, chamados de ferramentas *firewall*), ao acessarem a internet por meio de um outro ponto de acesso sem fio. Minha recomendação é instalar programas *firewall* no próprio computador com uma conta de usuário que tenha plenos privilégios de administrador do sistema operacional, e, então, impedir que as crianças os desinstalem.
- Em vez de dedicar as próximas páginas às redes sem fio e à segurança, ofereço conselhos bem simples:

1. Instale o CyberPatrol e ative bloqueios em todo *laptop* usado por uma criança, de acordo com a sua idade.
2. Caso a rede sem fio não esteja em uso, instale o PC Tattletale no modo oculto e sempre verifique como as crianças estão usando a internet.
3. Se por caso alguma violação inaceitável ocorrer, avise uma vez, se não adiantar, retire o *notebook* da criança e faça-a usar o computador de mesa com ou sem internet, dependendo da gravidade do uso inapropriado.
4. Os *notebooks* deveriam ser considerados um item de luxo para seus filhos, e precisam saber que, se tal regalia não for usada a contento, haverá sérias consequências, inclusive a proibição do acesso à internet ou até mesmo a suspensão do uso do *notebook*.

RECOMENDAÇÕES

Sei que há muito material para ser digerido neste capítulo, mas os tópicos são importantes; assim, pais e educadores precisam compreendê-los. Este capítulo contém informações relevantes para que se possa ter um sólido conhecimento do assunto, lembrando do Capítulo 5, que discute programas específicos que ajudam na monitoração e proteção de nossas crianças. As recomendações a seguir têm como objetivo ajudar os pais a se iniciarem nesta área; além disso, estão subdivididas de acordo com faixas etárias distintas.

Todas as idades

- Faça uso do *firewall* pessoal embutido no Windows.
- Utilize um programa *firewall* (BlackICE ou F-Secure) para proteger melhor o fluxo de mensagens recebidas e enviadas.
- Bloqueie as contas de usuários das crianças nos computadores de casa para evitar que instalem aplicativos. Isso deveria funcionar bem sem qualquer resistência das crianças com idade entre 8 a 14 anos. Para o Windows XP, abra o Painel de Controle, selecione Contas de Usuário, selecione o usuário apropriado, selecione Alterar o tipo de minha conta para limitado.
- Instale o PC Tattletale em todos os *laptops* da casa e ative o modo oculto de tempos em tempos para crianças com idade entre 12 a 17 anos. Confira o uso por meio da função *play-back*, conforme achar necessário.
- Com o programa *firewall* em uso, bloqueie o protocolo FTP para todos os usuários.

Categoria 1: Ensino fundamental 1 (faixa etária 8-11)

- Ative o aplicativo de controle de conteúdo de internet do CyberPatrol em todos os computadores que as crianças usam para acessar a internet e coloque o filtro na função *Custom*. Para esta faixa etária, recomendo o bloqueio de *newsgroups* (grupos de discussão na internet) e de *chatgard* (filtro de programas ou de *websites* de bate-papo).
- No CyberPatrol, marque *todas* as categorias da rede (adulto/sexualmente explícito, bate-papo etc.) no filtro de força *máxima*. O modo mais fácil de fazer isso é selecionar a força de filtro pre-estabelecida = *Child*, disponível na seção de categorias da *web*.

- Acrescente os seguintes motores de busca e sites de relacionamento à lista de bloqueados do CyberPatrol:

    - www.google.com
    - www.altavista.com
    - www.ask.com
    - http://search.aol.com
    - http://search.msn.com
    - www.live.com
    - http://search.yahoo.com
    - www.myspace.com
    - www.friendster.com
    - www.xanga.com
    - www.facebook.com
    - www.livejournal.com
    - www.piczo.com
    - www.bebo.com
    - www.xuqa.com
    - www.hi5.com

- Se necessário, adicione à lista de sites aprovados do CyberPatrol, sites de busca seguros recomendados e elencados neste capítulo.

Categoria 2: Ensino fundamental 2 (faixa etária 12-14)

- Crianças com idade entre 12 a 14 anos estão numa fase de transição: da infância para a adolescência. Todos os computadores usados por crianças neste grupo deveriam ter aplicativos de controle de conteúdo da internet.
- No CyberPatrol, marque *todas* as categorias da rede (adulto/sexualmente explícito, bate-papo etc.) no filtro de força *alta* ou *máxima.* O modo mais fácil de fazer isso é selecionar a força de filtro preestabelecida = *Young Teen*, disponível na seção de categorias da *web*.
- Acrescente os seguintes sites de busca e sites de relacionamento à lista de bloqueados do CyberPatrol:

    - www.google.com
    - www.altavista.com
    - www.ask.com

- http://search.aol.com
- http://search.msn.com
- www.live.com
- http://search.yahoo.com
- www.myspace.com
- www.friendster.com
- www.xanga.com
- www.facebook.com
- www.livejournal.com
- www.piczo.com
- www.bebo.com
- www.xuqa.com
- www.hi5.com

- Leia *MySpace Unraveled* ("MySpace Desvendado"), de Larry Magid e Anne Collier (à venda em livrarias ou na Amazon.com). Esse livro não é muito longo, mas serve como uma boa referência sobre como o site de relacionamento mais quente do momento funciona e ainda traz dicas úteis para os pais.
- Se você decidir permitir certas categorias mais adultas como site de relacionamento ou mensagem instantânea, recomendo a instalação do PC Tattletale no modo oculto, para que você possa monitorar de maneira apropriada o que as crianças fazem na internet. Isso exigirá que os pais entrem nas contas dos sites de relacionamento de seus filhos para ver o que enviaram, receberam e divulgaram para grupos privativos ou públicos. Se você encontrar atividades de sites acessados que não aprova, simplesmente adicione esses sites à lista de sites bloqueados do CyberPatrol.
- De vez em quando, altere senhas administrativas do CyberPatrol, do PC Tattletale e do sistema operacional do computador de sua casa. Recomendo que isso seja feito todo mês ou a cada três meses, visto que os adolescentes podem tentar burlar esses controles adivinhando suas senhas.
- Se o aplicativo *firewall* estiver em uso, bloqueie o protocolo FTP para todos os usuários.
- Adicione palavras-chaves apropriadas à lista de palavras-chaves bloqueadas do CyberPatrol para garantir que seus filhos não consigam encontrar material inapropriado. Adicione o seguinte: *porn*, *sex*, *xxx*, *gay*, *lesbian*, *nude*, *naked*. Use a imaginação e adicione a essa lista aquilo que achar adequado.

Categoria 3: Ensino médio (faixa etária 15-17)

- Crianças com idade entre 15 a 17 anos estão entrando na fase dos jovens adultos, o que lhes permite mais liberdades *on-line*. Os adolescentes deveriam ter aplicativos de controle de conteúdo da internet instalados em todos os computadores que usam para acessar a internet, sobretudo aqueles com cartões de rede sem fio.
- No CyberPatrol, marque *todas* as categorias da rede (adulto/sexualmente explícito, bate-papo etc.) no filtro de força *média* a *máxima*. O modo mais fácil de fazer isso é selecionar a força de filtro preestabelecida = *Mature Teen*, disponível na seção de categorias da *web*. Lembre-se, essa configuração permite bate-papo, então recomendo configurar o filtro numa força muito mais alta (digamos, alta) – as salas de bate-papo, diga-se de passagem, são perigosas até mesmo para adolescentes maduros.
- Os adolescentes muito provavelmente usarão sites de busca superpotentes para dar conta de seus trabalhos escolares, assim, você precisará incluir os seguintes sites na lista de sites aprovados da rede no CyberPatrol:

    - www.google.com
    - www.altavista.com
    - www.ask.com
    - http://search.aol.com
    - http://search.msn.com
    - www.live.com
    - http://search.yahoo.com

- Se você decidir permitir certas categorias mais adultas como site de relacionamento ou mensagem instantânea, instale o PC Tattletale no modo oculto, para que você possa monitorar de maneira apropriada o que as crianças fazem na internet. Se encontrar atividades de sites acessados que você não aprova, simplesmente adicione esses sites à lista de sites bloqueados do CyberPatrol. Para essa faixa etária, o PC Tattletale mostra abordagens mais sofisticadas para compartilhar e esconder conteúdo inapropriado. Os *pen drive*s parecem ser a ferramenta predileta para armazenar arquivos fora dos computadores residenciais, em que poderiam ser facilmente encontrados pelos pais. O PC Tattletale devolve aos pais o controle do computador e da segurança na internet. Para essa faixa etária, esse programa deveria ser sempre usado para garantir que as crianças estejam seguras na internet. Registra todas as atividades, inclusive as transferências de arquivos de *pen drive*s e assim ajuda a manter as crianças seguras, deixando os pais com as rédeas nas mãos de novo.

- Altere periodicamente senhas administrativas do CyberPatrol, do PC Tattletale e do sistema operacional do computador de sua casa. Recomendo que isso seja feito todo mês ou a cada três meses, visto que os adolescentes podem tentar burlar esses controles adivinhando suas senhas.
- Crie uma lista de palavras-chaves bloqueadas no CyberPatrol que sejam apropriadas a seus adolescentes maduros.

7 E-MAIL

E-mail é o grilhão eletrônico dos dias de hoje. Num futuro não muito remoto, a mensagem instantânea o substituíra.

- Gregory S. Smith

OPÇÕES E PROGRAMAS DE E-MAIL

Este capítulo, com certeza, será um dos mais fáceis para pais e professores compreenderem, visto que muitos adultos em países industrializados e emergentes têm e usam ativamente contas de e-mail. Vários pais e mães que trabalham têm duas contas, uma para os negócios e outra para uso pessoal. Grande parte das crianças, desde o ensino fundamental até o médio, tem várias contas de e-mail, às vezes, até cinco ou seis. Por quê? Normalmente por causa destas três razões: (1) é fácil criar uma conta gratuita; (2) isso reafirma a independência das crianças; e (3) fazem isso para evitar a monitoração dos pais. Se você acha que está conseguindo monitorar a conta de e-mail dos seus filhos adolescentes, está muito enganado – eles têm várias contas de e-mail atreladas a diversos serviços como o Yahoo!, o Google, a Microsoft e o Lycos. De acordo com o site About.com, os principais sites de e-mail e serviços gratuitos são os seguintes:

1. Gmail (Google)
2. Inbox.com
3. Yahoo! Mail
4. AIM Mail (AOL)
5. Goowy Mail
6. Hotmail
7. Lycos Mail[1]

Além desses, há literalmente centenas de outros sites que as crianças podem usar para se registrar gratuitamente e utilizar programas de e-mail baseado na *web* – muitos sem o conhecimento dos pais. Se isso não for uma boa razão para monitorar secretamente as atividades no e-mail de seus filhos, então não sei o que possa ser. Os pais possivelmente não têm tempo para controlar as várias contas de e-mail e as senhas. Uma maneira muito melhor de aproveitar esse pouco tempo é usar o PC Tattletale (ver Capítulo 5) e deixar o programa fazer o que sabe fazer de melhor – registrar as atividades *on-line* das crianças.

Tipos de serviços de e-mail

Basicamente, há três tipos de serviços de e-mail.

- E-mail baseado na *web*
- POP3
- IMAP[2]

O e-mail baseado na *web* é provavelmente o mais comum entre as crianças, sobretudo entre os adolescentes, pois podem acessar sua conta de um navegador com acesso à internet de praticamente qualquer parte do planeta. Esse tipo de conta permite que todo usuário mantenha suas mensagens – enviadas e recebidas – armazenadas em pastas pessoais *on-line* no site do provedor de e-mail.

Os serviços de e-mail POP3 inicialmente armazenam as mensagens eletrônicas na caixa de correio do servidor que depois são enviadas ao computador local. Os usuários podem optar por robustos programas de e-mail, como o Outlook ou o Eudora, e instalar o programa desejado para usufruir mais recursos. Os usuários de POP3 em geral acessam seu e-mail no servidor remoto POP3, baixam suas mensagens no computador e, para enviar mensagens, devem antes criá-las e colocá-las numa lista de espera. Normalmente, os usuários configuram uma conta POP3 para deletar mensagens já baixadas do servidor hospedado ou criar uma segunda cópia. A maioria dos usuários POP3 usa e-mail local e serviços POP3, pois é mais fácil e mais rápido escrever e ler mensagens no computador, sobretudo com conexões de internet de baixa velocidade, do que esperar a atualização de páginas numa janela do navegador. Essa abordagem também permite que os usuários administrem maiores quantidades de e-mail e de documentos anexados no próprio computador e não tenham que se preocupar com as limitações de espaço no disco da maioria dos serviços de e-mail, que tendem a limitar esse espaço entre 50 MB e 2 GB, por usuário. Mensagens de e-mail com anexos muitos grandes podem rapidamente ultrapassar a cota de um sistema de e-mail baseado na *web*. Tal qual o POP3, o IMAP funciona com um programa de e-mail para baixar as mensagens de um servidor remoto. Além disso, o IMAP permite mais controles, como, por exemplo, sincronizar as pastas entre o computador local e o servidor remoto IMAP.

Vários programas de e-mail gratuitos e populares podem ser baixados e instalados em computadores com acesso à internet, alguns deles são:

- Mozilla Thunderbird
- Eudora
- Opera
- Outlook Express
- Pegasus Mail[3]

O Thunderbird, o Opera e o Outlook Express são provavelmente os programas mais populares; todos passaram por rigorosos testes e têm características robustas. Com certeza, seus filhos estão usando um serviço de acesso direto à internet ou estão acessando o e-mail com um desses programas.

OS RISCOS DO E-MAIL

Mas quais são os riscos que as crianças correm hoje em dia quando usam o e-mail? A seguir, o que imagino ser as cinco principais ameaças:

1. Os predadores procuram por endereços eletrônicos nos sites da rede e nos sites de relacionamento, e então expandem sua busca atrás de informações mais relevantes e pessoais.
2. Os *spams* (mensagens indesejadas) podem chegar até as crianças com uma variedade de fraudes (*scams*) ou conteúdo inapropriado, como pornografia pesada ou *links* aparentemente inofensivos que, na realidade, encaminham para sites de conteúdo adulto.
3. Os vírus e os riscos de ameaça podem danificar um computador, aumentam o risco de perda de informação e fazem com que o usuário gaste muito dinheiro com reparos. Normalmente as crianças abrem mais anexos de estranhos do que os adultos. Alguns anexos contêm vírus bastante noviços ao computador. Ofertas especiais de *scams*

(atividades fraudulentas) em geral tentam enganar as crianças para que forneçam informações pessoais na ilusão de que ganharão um iPod, por exemplo.

4. Muitas crianças que usam programas de e-mail revelam seu nome completo toda vez que enviam uma mensagem. Em alguns programas de e-mail, como o Outlook Express, este é conhecido como o "nome do usuário", "nome completo" ou "nome verdadeiro". Envie você mesmo uma mensagem do programa de e-mail instalado do seu filho e veja se o nome completo aparece no cabeçalho na linha *De*. Se aparecer, isso deveria ser alterado no programa para mostrar apenas, digamos, o primeiro nome ou um apelido qualquer, que é muito mais seguro. Consulte a seção específica de ajuda do programa de e-mail para ver como se altera o nome do usuário remetente.
5. Alguns e-mails gratuitos não são seguros, em geral, isso é indicado pela ausência de um cadeado travado, ícone que normalmente aparece na tela do navegador. A identificação e as senhas do usuário podem ser roubadas por *hackers* e predadores, uma vez que as informações circulam pela internet sem criptografia.

PROGRAMAS DE E-MAIL RECOMENDADOS A CRIANÇAS

Felizmente, dispomos de vários programas de e-mail voltados para uso infantil, a maioria cobra tarifas mensais pelos serviços. Vários são muito bons e reduzem amplamente os *spams* e evitam que pornografia chegue até a caixa de entrada de seus filhos. Sem dúvida, ninguém pode garantir uma atividade com e-mail livre de qualquer risco, se seu filho postar o endereço eletrônico numa página pública da *web* ou num site de relacionamento ou trocar arquivos e fotos inapropriados. Os serviços, a seguir, funcionam muito bem como alternativas aos perigosos serviços de e-mail que as crianças e os adolescentes usam.

- Kidmail.net (à época 6 dólares por mês após teste gratuito, ou 30 dólares por ano para até 10 contas de e-mail; www.kidmail.net)
- Zoobuh.com (teste gratuito de 30 dias, após esse período, 1 dólar por mês por cada conta de e-mail infantil; www.zoobuh.com)
- AOL, e-mail com Controles Paternos AOL ativados (site.aol.com/info/parentcontrol.adp)
- Earthlink com Controles Paternos ativados (earthlink.net/software/free/parentalcontrols)

Os dois primeiros são, em geral, voltados aos pais com crianças menores (com idades entre 8 e 12 anos mais ou menos) e possuem muitos controles paternos, tais como determinar quem pode ou não usar e-mail na conta da criança, aprovação/verificação paterna de mensagens recebidas de estranhos antes que cheguem à caixa de entrada da criança, e cópias em duplicata dos e-mails enviados e recebidos que são remetidas ao e-mail dos pais ou dos responsáveis como um tipo de rastreamento de registro. Outros produtos da Earthlink e da AOL (com controles paternos ativados) são mais adequados para adolescentes com idade entre 12 e 17 anos e não vêm com um nome de domínio de e-mail do adolescente. Muitas crianças usam esses serviços, mas não ativam os controles paternos. Nesse caso, perde-se uma valiosa opção do arsenal para proteger as crianças. Esses serviços sem os controles paternos são muito perigosos até mesmo para os jovens com idade entre 15 e 17 anos. As opções de e-mail da AOL com controles paternos permitem configurações para diferentes faixas etárias, como *young teen* (13-15 anos) e *mature teen* (16-17), o que é semelhante ao que o CyberPatrol oferece para facilitar as configurações dos controles de conteúdo da internet.

TRUQUES QUE AS CRIANÇAS USAM PARA ESCONDER ATIVIDADES NO E-MAIL

Se os pais quiserem estar à frente de seus filhos, precisam ser grandes conhecedores de tecnologia e pensar com criatividade, exatamente como crianças ardilosas em geral fazem. Os jovens (sobretudo os adolescentes) usam as seguintes atividades para esconder ou omitir o que fazem quando usam e-mail:

- Mantêm diversas contas, normalmente com acesso direto à internet, e as alternam conforme a necessidade.
- Apagam as mensagens da pasta de itens enviados e da caixa de entrada que não querem que seus pais vejam.
- Enviam anexos questionáveis com nome de arquivos acima de qualquer suspeita, como tarefa1.doc ou tabela-de-notas.xls.
- Salvam anexos questionáveis em *pen drives* para esconder conteúdo.
- Apagam os arquivos temporários da internet e o histórico do navegador e do disco rígido para esconder o que visualizaram na *web*.

Dou meu braço a torcer à criatividade, mas não é páreo para o PC Tattletale, que registra todas as atividades e permite aos pais reproduzir arquivos gravados sigilosamente como se estivem assistindo a um filme (ver Capítulo 5). Por isso, recomendo o uso de programas de monitoração oculta para jovens perturbados ou vulneráveis que tenham idade entre 12 e 17 anos e que usem a internet.

COMO BLOQUEAR SERVIÇOS GRATUITOS DE E-MAIL

Esta parte é simples. Para bloquear serviços de e-mail que são perigosos, como aqueles listados anteriormente neste capítulo, basta adicionar os sites à lista de sites bloqueados do CyberPatrol e *voilà*! Caso você desconfie que seus filhos estejam usando uma outra versão de um programa de e-mail, poderá fazer o seguinte:

- Instale o PC Tattletale e coloque-o no modo oculto.
- Descubra as atividades na rede, como nomes e senhas de conta.
- Entre nas contas novas de e-mail e dê uma olhada nas mensagens que achar suspeitas ou inapropriadas.
- Se desejar, adicione um novo serviço/site de e-mail à lista de bloqueados do CyberPatrol.

Alguns serviços/sites da internet tornam a criação de novas contas mais difícil para os menores de idade. Os sites preocupados com a segurança não apenas solicitam a verificação de idade, como também solicitam um cartão de crédito para ativar uma conta gratuita numa tentativa de proteger esses jovens. Infelizmente, ainda é bastante fácil para uma criança encontrar serviço de e-mail gratuito e se cadastrar sem qualquer intervenção ou aprovação dos pais. Em menos de três minutos, consegui criar contas com acesso direto à internet no Yahoo! e no Mail. com, para tanto, apenas precisei mentir a idade, escolher um nome para o e-mail e aceitar as condições estipuladas pelo site – tudo sem qualquer aprovação de pais ou solicitação de cartão de crédito. As recomendações ao final deste capítulo trazem endereços específicos de sites que oferecem e-mail gratuito que os pais podem bloquear para ajudar a proteger seus filhos. A lista não traz todos os sites, mas o PC Tattletale consegue exibir outros sites que seus filhos possam estar usando e podem ser encerrados e bloqueados pelo CyberPatrol. Desse modo, parte da estratégia deste livro é armar os pais com a tecnologia adequada e um guia para proteger seus filhos. O PC Tattletale em conjunto com o CyberPatrol é a combinação perfeita que poderá dar conta do recado.

O RISCO DOS ARQUIVOS ANEXOS

Considerando que a maioria dos pais usa e-mail e está ciente dos riscos associados aos arquivos anexos, esta seção será bastante breve. Converse com seus filhos sobre os riscos (vírus, conteúdo inapropriado, predadores etc.) e reiteradamente peça para que *não* abram anexos ou e-mail de desconhecidos. Se vir seus filhos usando *pen drive*s com frequência, podem estar trocando arquivos anexos para evitar a inspeção dos pais. De vez em quando, peça-lhes que mostrem os *pen drive*s e faça uma lista de arquivos usando seu computador. Ao ampliar as fotos minimizadas, as imagens resultantes permitirão aos pais rapidamente visualizar fotos sem ter que abrir uma por uma. Para descobrir qualquer outra estratégia empregada para ocultar material anexo, o PC Tattletale está aí para socorrê-lo!

NÃO SE ESQUEÇA DOS *SPAMS*

Spam nada mais é do que um e-mail indesejado; pode ser perigoso para as crianças e vem nas mais variadas formas, incluindo conteúdo adulto, publicidade inapropriada, ofertas especiais e *scams*, conteúdo com discriminação racial além de esquemas "como-ficar-milionário-da-noite-para-o-dia". As crianças que veem tais ofertas com a promessa de um iPod gratuito são as mais propensas a clicar no *link*, pois acreditam piamente, sobretudo as mais novas, que acabaram de ganhar um prêmio sem pagar nada. Na realidade o que acontece é que as crianças estão sendo induzidas a um site que poderá tentar capturar dados pessoais ou, até mesmo pior, remeter o usuário a um site adulto que exiba conteúdo obsceno, inclusive videoclipes ou fotos. De acordo com Postini, líder mundial em produtos e serviços antivírus e anti-*spam*, o *spam* representa uma parcela significativa do e-mail e é uma ameaça tanto às empresas quanto às pessoas.[4] O Centro de Recursos Postini, que rastreia *spam* para seus clientes, relatou recentemente que 10 de cada 12 mensagens de e-mail, ou pouco mais de 81,5%, foram rotuladas como *spam* e colocadas em quarentena num dia normal.[5] No exato dia em que monitorava o site da Postini, o número de mensagens rotuladas como *spam* chegou a 371.541.404, num período de 24 horas, dentre as 562.866.069 mensagens escaneadas.[6] Além disso, durante o mesmo período de 24 horas, uma a cada 335 mensagens continha um vírus.[7] Os números reportados pela Postini claramente revelam que o *spam* é um problema para os usuários de e-mail no mundo todo.

A fim de atenuar os riscos de *spam*, os pais podem escolher uma das duas opções: a primeira é instalar um programa anti-*spam* no computador, configurá-lo, e ajustar o programa para receber atualizações quando necessário; a segunda opção é selecionar um provedor de e-mail que incorpore funções de antivírus e anti-*spam* diretamente no serviço de e-mail e tente bloqueá-los antes de o e-mail ser entregue à conta. Sou mais adepto da segunda abordagem. É mais fácil para os pais e não requer qualquer instalação complicada e ações de atualização. Os serviços de e-mail listados anteriormente neste capítulo oferecem características anti-*spam* decentes como parte do pacote. É muito simples, exige menos tempo e menos energia. Os pais já gastam energia suficiente trabalhando, criando os filhos, e tentando protegê-los na internet. Quando surge algo que pode ajudar a reduzir os *spam*s e os vírus, mesmo que seja pago, o preço que se paga vale a pena.

RECOMENDAÇÕES

As recomendações a seguir têm como objetivo ajudar os pais a proteger seus filhos contra os riscos dos e-mails e das tecnologias ali usadas.

Recomendações para todas as idades

- Bloqueie as contas de usuários das crianças nos computadores de casa para evitar que instalem novos programas de e-mail.
- Instale o PC Tattletale em todos os *laptops* da casa e ative o modo oculto de tempos em tempos para crianças com idade de 12 a 17 anos. Verifique o uso por meio da função *play-back*, conforme achar necessário e lembre-se de apagar os arquivos de registro para evitar que os discos fiquem cheios.
- Por meio de uma política familiar, estabeleça que toda senha de conta de e-mail deva ser conhecida pelos pais e que não deva ser alterada pelas crianças. Caso seja alterada, suspenda a conta por um mês e adicione o site/serviço e e-mail à lista de sites bloqueados do CyberPatrol. Minha política é avisar uma vez antes de suspender

totalmente um privilégio. Se seu filho(a) alterar uma senha repetidas vezes, ele/ela pode estar tentando esconder o que está fazendo na internet. Nesse caso, os pais têm duas opções: usar o PC Tattletale a fim de ver exatamente o que a criança está usando no e-mail e, se necessário, suspender o privilégio, ou simplesmente suspender o e-mail como privilégio até que tenha mais idade e consiga respeitar melhor às regras. Lembre-se: educar os filhos não é uma democracia. É obrigação dos pais tomar as melhores decisões cabíveis para proteger seus filhos e isso significa estabelecer algumas regras com consequências bastante claras.

Categoria 1: Ensino funamental 1 (faixa etária 8-11)

- Crianças nesta faixa etária *não* deveriam ter uma conta de e-mail. Quando meus filhos estavam nesta faixa etária, mantive-me bastante firme nessa posição, mesmo assim pediam insistentemente e tinham chiliques quando eu dizia não. Mantenha-se firme. Os telefones celulares são alternativas mais seguras do que as contas de e-mail nessa idade, na eventualidade de uma criança precisar ficar em contato com o pai, com a mãe ou com o seu responsável.
- Minha recomendação acima é forte, e reconheço que deva haver exceções, como, por exemplo, o uso de contas de e-mail para ajudar nas tarefas escolares. Se você permitir que crianças mais novas tenham uma conta de e-mail, use um dos programas de e-mail recomendados a crianças ou um que seja fornecido pela própria escola. No caso da segunda opção, verifique se os *spams* estão sendo bloqueados; em caso negativo, leve o problema até o diretor da escola.
- Contas de e-mail recomendadas a crianças por si só não manterão seus filhos seguros; assim, os pais precisarão monitorar o que seus filhos estão fazendo na internet. Inspecione as contas de e-mail fazendo o *login* no lugar deles uma vez por semana e reveja os arquivos enviados e recebidos navegando pelas pastas e pela caixa de entrada. Se possível, configure a pasta de itens apagados para não remover os dados por pelo menos sete dias. Isso permitirá que os pais visualizem o que seus filhos apagaram enquanto usaram o serviço ao longo da última semana.

Categoria 2: Ensino fundamental 2 (faixa etária 12-14)

- Estabeleça regras com a família, estipulando apenas uma conta de e-mail por criança e faça isso valer. Permitir que crianças tenham diversas contas de e-mail adiciona riscos e pode tomar muito tempo dos pais com monitoração. Um truque clássico de crianças com essa idade é usar uma conta de e-mail aprovada enquanto os pais estão por perto e, então, usar uma outra, *não aprovada*, para iludir os pais. Caso desconfie que seus filhos estejam usando diversas contas de e-mail, acione o modo secreto do PC Tattletale e analise o que estão fazendo. Quando necessário, adicione sites não aprovados à lista de bloqueados do CyberPatrol para deter os transgressores.

- Contas de e-mail recomendadas a crianças por si só não manterão seus filhos totalmente seguros; assim, os pais precisarão monitorar o que seus filhos estão fazendo na internet. Inspecione as contas de e-mail fazendo o *login* no lugar deles uma vez por semana e reveja os arquivos enviados e recebidos. Se possível, configure a pasta de itens apagados para não remover os dados por pelo menos sete dias. Isso permitirá que os pais visualizem o que seus filhos apagaram enquanto usaram o serviço ao longo da última semana.
- Sempre converse com seus filhos sobre os riscos de abrir ou responder a e-mails de remetentes desconhecidos. Eles *nunca* deveriam responder ao um e-mail de alguém que não conheçam e *tampouco* abrir um anexo de um desconhecido. Se não responderem ao e-mail, teoricamente não estarão fornecendo dados pessoais a um estranho.
- Ensine seus filhos a *nunca* divulgarem ou fornecerem nomes de contas de e-mail deliberadamente a qualquer site público, inclusive ao site da escola, algo que pode expô-los a riscos de predadores sexuais. Se isso ocorrer sem o seu conhecimento, entre em contato com o administrador da escola sem demora.
- Certifique-se de que o provedor de e-mail que selecionar não encha a caixa de entrada do e-mail de seu filho com *spam* potencialmente inapropriado. Se isso acontecer, entre em contato com seu provedor e providencie para que corrijam tal situação. Se nada fizerem, mude para um provedor que ofereça um recurso anti-*spam* melhor, que já venha junto com a conta de e-mail. Escolha um dos quatro serviços/sites de e-mail seguros já mencionados neste capítulo.
- Adicione os seguintes sites de e-mail gratuito à lista de bloqueados do CyberPatrol:
    - http://gmail.google.com, www.google.com/accounts/SmsMailSignup1, www.google.com/accounts/ServiceLoginAuth
    - www.inbox.com, www.inbox.com/register/email.aspx
    - www.goowy.com

- https://login.yahoo.com/config/mail?.intl=us, www.yahoo.com/r/m1, www.yahoo.com/r/m2
- http://webmail.aol.com, https://new.aol.com
- http://hotmail.msn.com, http://login.live.com/login.srf?id=2, http://join.msn.com
- www.mywaymail.com
- http://mail.lycos.com
- www.mail.com

Categoria 3: Ensino Médio (faixa etária 15-17)

- Estabeleça regras com a família, estipulando apenas uma conta de e-mail por criança e faça isso valer. Se desconfiar que seus filhos estão usando diversas contas de e-mail, acione o modo secreto do PC Tattletale e analise o que estão fazendo. Quando necessário, adicione sites não aprovados à lista de bloqueados do CyberPatrol para deter os transgressores.
- Os pais precisam ser mais agressivos na monitoração daquilo que seus filhos nesta idade estão fazendo na internet via e-mail ou via outras ferramentas. Há duas opções: (1) inspecione as contas de e-mail fazendo o *login* no lugar deles uma vez por semana e navegue as pastas e a caixa de entrada ou (2) use o PC Tattletale no modo secreto e inspecione as atividades com mais frequência. É mais provável que os adolescentes usem *pen drives* para ajudar nos projetos da escola. Procure por trocas de arquivos inapropriados (vídeos, fotos etc.) na conta de e-mail do seu filho e pelas tentativas de salvá-los (possivelmente renomeando os arquivos) no *pen drive*. O PC Tattletale oferece alguma ideia do que possam estar fazendo, mas ao final do dia, os pais precisam pedir os *pen drives* e inspecionar o que há neles. Se o *pen drive* contiver material significativo e questionável, os pais dispõem de muitas opções que incluem suspender as contas e o acesso à internet em geral com a ajuda do CyberPatrol.
- Sempre converse com seus filhos sobre os riscos de abrir ou responder a e-mails de remetentes desconhecidos. Nunca deveriam responder a um e-mail de alguém que não conheçam e *tampouco* abrir um anexo de um desconhecido.
- Ensine seus filhos a *nunca* divulgarem ou fornecerem nomes de contas de e-mail a qualquer site público deliberadamente, inclusive ao site da escola, algo que pode expô-los a riscos de predadores

sexuais. Se isso ocorrer sem o seu conhecimento, entre em contato com o administrador da escola sem demora.

- Certifique-se de que o provedor de e-mail que selecionar não encha a caixa de entrada do e-mail de seu filho com *spam* potencialmente inapropriado. Se isso acontecer, entre em contato com seu provedor e providencie para que corrijam tal situação. Se nada fizerem, mude para um provedor que ofereça um recurso anti-*spam* melhor, que já venha junto com a conta de e-mail.
- Bloqueie os mesmos sites/serviços de e-mail gratuitos recomendados para a categoria 2. O Earthlink e o AOL são boas opções para adolescentes em comparação aos outros domínios de e-mail mais recentes recomendados neste capítulo.
- Use o PC Tattletale caso ache adequado para monitorar o que estão fazendo por e-mail, sobretudo se seu filho estiver usando um *laptop* equipado com cartão de rede sem fio. Muitos dos serviços de e-mail gratuitos na internet não podem ser bloqueados por um número de porta, pois, em sua maioria, usam o protocolo http e a porta 80 ou 443 (*login* protegido) para se comunicar. Dessa forma, os pais deveriam inspecionar os registros do PC Tattletale e bloquear os sites quando necessário.

8 Mensagem Instantânea e *VOIP*

Para obter uma lista completa das maneiras como a tecnologia não conseguiu melhorar a nossa qualidade de vida, pressione três.

- Alice Kahn

INFORMAÇÕES BÁSICAS SOBRE MENSAGEM INSTANTÂNEA E SUAS FERRAMENTAS

As ferramentas de mensagem instantânea (também conhecida como IM, abreviação em inglês para *instant messaging*) são muito populares entre os usuários mais jovens de computador e até mesmo entre os adultos da Geração X, que trabalham em empresas, organizações sem fins lucrativos e em instituições acadêmicas. Pessoas de todas as idades estão começando a aderir à mensagem instantânea, pois recentemente chegou aos celulares e aos *PDAs*. O fluxo de mensagens instantâneas enviado pela internet deverá superar o de e-mail até 2012. A mensagem instantânea é basicamente um aplicativo que permite comunicação em tempo real entre os usuários, em geral facilitada por uma empresa intermediária e um serviço como a America Online, a Microsoft e o Yahoo!. Comparada ao e-mail, que pode demorar mais para entregar mensagens, que são colocadas numa lista de espera pelos servidores, e porque registra todas as mensagens enviadas e recebidas, a mensagem instantânea é mais parecida como um rápido bate-papo *on-line* entre duas ou mais pessoas. Devido a sua capacidade bem próxima ao tempo real, a mensagem instantânea é mais rápida do que o e-mail e por isso tornou-se a ferramenta preferida daqueles que querem enviar instantaneamente uma mensagem a alguém conectado à internet.

A mensagem instantânea também traz alguns benefícios financeiros aos usuários. O benefício monetário número um que escuto o tempo todo é que é mais barato fazer uma chamada telefônica usando mensagem instantânea do que fazer uma chamada para um outro país por intermédio de uma empresa telefônica convencional. Eu mesmo conheço muitas empresas e pessoas que usam ferramentas de mensagem instantânea para ligar para amigos e colegas em outros países numa tentativa de economizar dinheiro. Esse recurso, do próprio programa de mensagem instantânea, é em geral chamado de *VOIP* (*Voice-Over Internet Protocol*, voz sobre IP, telefonia IP, telefonia Internet, telefonia em banda larga ou voz sobre banda larga). Embora muitas ferramentas de mensagem instantânea tenham recursos de voz, a qualidade das chamadas pela internet pode variar bastante, desde as muito nítidas até as atrasadas e com estática.

As ferramentas de mensagem instantânea evoluíram bastante nos últimos anos com vários novos concorrentes no mercado. A seguir as principais funções das ferramentas de mensagem instantânea:

- Os usuários podem se comunicar um com o outro, basicamente enviando pequenas mensagens de texto pela internet. Para que os participantes possam se comunicar, devem estar conectados à internet e usando a mesma ferramenta de mensagem instantânea, além de estarem *on-line* ao mesmo tempo.
- Os usuários podem enviar arquivos e fotos um ao outro. Basicamente, grande parte das ferramentas de mensagem instantânea tem recursos FTP embutidos, porém muitas não usam necessariamente esse protocolo para enviar e receber arquivos, tornando-as mais difíceis de ser bloqueadas.
- É possivel fazer chamadas pela internet; para tanto, são necessários fones de ouvido e microfones.
- Os usuários podem enviar mensagens *off-line* para amigos e colegas. Poucos programas de mensagem instantânea têm esse recurso. Essa funcionalidade assemelha-se à do e-mail e também permite rastrear os registros de tudo que foi enviado e recebido.
- Videocâmeras podem ser usadas para chamadas com vídeo em tempo real ou para o envio de arquivos de vídeo pré-gravados a outros usuários, algo semelhante ao envio de um anexo.

A maioria dos usuários de mensagem instantânea se comunicam com os outros *on-line* que também estão acessando a internet via um serviço de mensagem instantânea. Os usuários normalmente têm uma lista de contatos (lista com o endereço de seus amigos de mensagem instantânea) e conseguem rapidamente visualizar quem está *on-line*. Há uma variedade de programas de mensagem instantânea disponíveis, a maioria gratuita, mas em geral não compatíveis entre si. A ferramenta de mensagem instantânea da Microsoft, Windows Live Messenger, anunciou há pouco que sua ferramenta funcionaria com o Messenger do Yahoo!. Para a maioria, no entanto, o programa de mensagem instantânea de um fornecedor não interage nem envia mensagens para a ferramenta de um outro fornecedor. Por exemplo, o AOL Instant Messenger não funcionará com o Google Talk. A seguir, os programas de mensagem instantânea gratuitos mais populares disponíveis no mercado, suas particularidades também estão indicadas.

1. Google Talk (www.google.com/talk): chamadas de voz, mensagem instantânea *off-line*.
2. AOL Instant Messenger (www.aim.com): transmissão de mensagens a vários usuários, chamadas de voz com AIM Phoneline, registro de mensagens, mensagem instantânea *off-line*.
3. ICQ (www.icq.com): chamadas de voz.
4. Yahoo! Messenger (messenger.yahoo.com): chamadas de voz, bate-papo de mensagem instantânea com Windows Live Messenger, mensagem instantânea *off-line*.
5. MSN Windows Live Messenger (get.live.com): chamadas de voz, bate-papo de mensagem instantânea com Yahoo! Messenger, permite o uso de *webcam* e vídeo.
6. Skype (www.skype.com): chamadas de voz, bate-papo em grupo (até 100 pessoas), permite o uso de câmera.

Além desses sites populares, há muitos outros programas alternativos e outros sites e ferramentas de programas gratuitos relacionados que oferecem funções de mensagem instantânea. Muitos dos outros sites de programas gratuitos e *shareware* trazem riscos adicionais, como a exposição a vírus e a *spywares*. Uma ferramenta de mensagem instantânea popular disponível em vários sites é Trillian (www.ceruleanstudios.com). Essa ferramenta é compatível com praticamente todos os programas de mensagem instantânea.

A ampla gama de programas populares junto com as centenas de sites menos conhecidos é mais do que justificativa para adotar uma abordagem agressiva no que tange à monitoração oculta e ao bloqueio de mensagem instantânea, sobretudo quando falamos de crianças com idade que variam entre 8 a 14 anos. Os pais provavelmente não têm disponibilidade de tempo para controlar as várias ferramentas e senhas de mensagem instantânea. Uma maneira melhor de usar seu precioso tempo é instalar as funções do CyberPatrol e ativar a monitoração oculta do PC Tattletale quando acharem necessários, para combater os riscos. O mais interessante; porém foi que, quando bloqueei o bate-papo de comunicação instantânea no CyberPatrol, ele conseguiu bloquear a maioria dos sites relacionados à mensagem instantânea (mas não todos). A seguir, os sites que consegui e os que não consegui acessar para baixar aplicativo de mensagem instantânea com a categoria de bate-papo do CyberPatrol ativada no nível mais alto de bloqueio:

- Permitidos: Google, Yahoo!
- Bloquedos: AOL, Skype, ICQ, MSN

Mas quais são os riscos reais quando as crianças usam mensagem instantânea? Os pais veem outras crianças usando recursos de mensagem instantânea e mensagem de texto em micros, em celulares o tempo todo, e podem presumir que não haja nenhum risco associado a esses produtos. A seguir, as principais ameaças relacionadas ao uso de ferramentas de mensagem instantânea.

1. O recurso de mensagem instantânea é um modo fácil de estranhos entrarem em contato com as crianças.
2. Os usuários de mensagem instantânea podem receber mensagens indesejáveis que possivelmente contenham *links* para conteúdo adulto e para outros conteúdos inapropriados.
3. Se configuradas de modo correto, as ferramentas de mensagem instantânea permitem que qualquer usuário veja o nome, ou *nick*, de qualquer outro usuário e lhe envie uma mensagem, se assim quiser. Muitas crianças, ao instalarem esses produtos, não habilitam o recurso que permite somente aqueles que estejam em sua lista de conhecidos entrem em contato com elas; assim, acabam expondo seu nome de usuário ao mundo. Há configurações de preferência adicionais que podem exibir o *nick* de qualquer usuário, para tanto, basta saber seu endereço eletrônico. Esse é o tipo de conexão que os predadores procuram.

4. Diferente do e-mail, as conversas de mensagem instantânea entre os usuários normalmente não são registradas ou gravadas, a não ser que o usuário altere as configurações do programa. Sem o registro das interações, os pais não conseguem visualizá-las para avaliar se os filhos correm risco ou não. Sem o uso de qualquer tipo de ferramenta de monitoração, como o PC Tattletale, os pais não sabem com quem seus filhos estão se comunicando, nem sobre o que estão conversando. É aí que mora o perigo!
5. As ferramentas de mensagem instantânea permitem que as crianças troquem fotos e enviem arquivos sem deixar qualquer registro ou pista para seus pais reverem.
6. Os *nicks* usados nas comunicações instantâneas são, em geral, revelados nas salas de bate-papo e em outros tipos de fórum. Os predadores buscam por *nicks* e e-mails nos sites, nas salas de bate-papo e nos sites de relacionamento e, então, ampliam sua busca por informações mais relevantes e pessoais, preparando-se para encontrar sua próxima vítima *on-line*.
7. Muitas ferramentas de mensagem instantânea permitem chamadas de voz pela internet que não são documentadas ou registradas, assim, os usuários podem se comunicar com qualquer outra pessoa no mundo. Nenhum pai ou mãe em perfeitas condições mentais deixaria seu filho fazer uma ligação aleatoriamente a um estranho de um outro país no telefone residencial. As funções de voz de mensagem instantânea oferecem um dos maiores riscos que expõem as crianças aos predadores. *VOIP* entre computadores é o sonho de todo predador e a forma mais fácil de comunicação via chamada de voz, de modo oculto e fora do controle dos pais.

BLOQUEAR O MENSAGEIRO INSTANTÂNEO NÃO É COISA FÁCIL

Para que pais e professores possam bloquear o mensageiro instantâneo para crianças mais novas, é preciso que conheçam um pouco mais sobre o funcionamento desse tipo de serviço (ver Figura 8.1). Os programas de mensagem instantânea precisam ser instalados necessariamente em qualquer computador em que o usuário deseja usá-lo. O contingente de usuários de mensagem instantânea baixa sua ferramenta favorita dentre os principais representantes listados anteriormente. Uma vez instalada, os usuários criam um *nick* (apelido) e uma senha que é cadastrada na listagem de diretório do provedor de serviço de mensagem instantânea para que outros usuários desse serviço possam conversar com o novo usuário. Assim que o processo de cadastro é finalizado, o usuário consegue navegar a partir de uma listagem de diretório de nomes de mensagem instantânea públicos, ou pode simplesmente começar a criar uma lista de contatos pessoais com as informações de amigos e colegas. Para se comunicar via IM com alguém da lista, basta que os usuários cliquem duas vezes no *nick* do usuário e comecem a conversar em tempo real, ou podem também enviar uma mensagem *off-line* a um usuário.

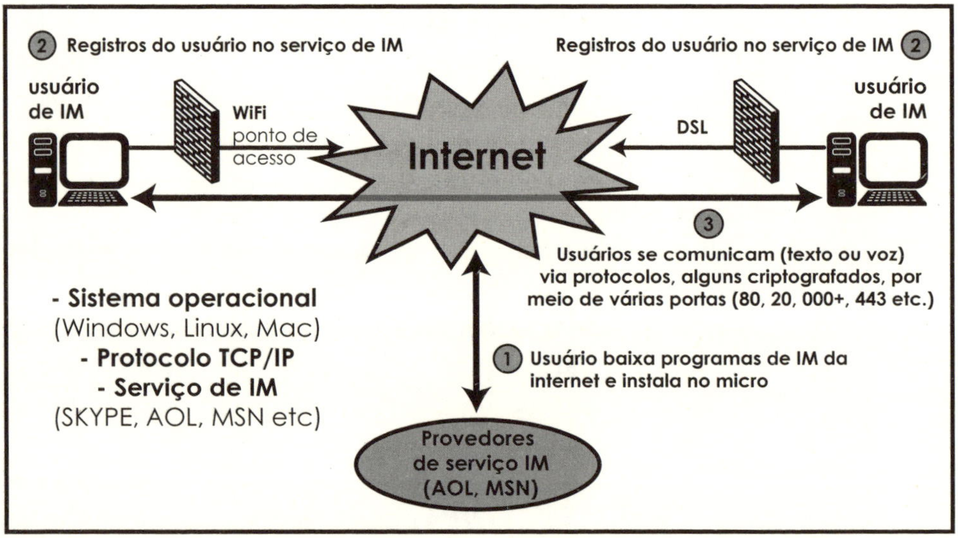

Figura 8.1 Como o IM funciona

A maioria dos produtos de mensagem instantânea é realmente difícil de bloquear. Muitas empresas investem milhares de dólares em tempo e trabalho tentando bloquear essas ferramentas de seus computadores, pois trazem riscos de segurança e de produtividade a seus funcionários. Os produtos de mensagem instantânea se comunicam por meio de várias portas, às vezes mudando de porta em porta, se um *firewall* estiver tentando bloquear a porta desejada. Literalmente, pode haver centenas de portas que esses programas vão tentar achar para enganar os programas *firewalls*. A grande maioria dos sofisticados produtos de mensagem instantânea usa portas padrão que estão abertas para outras atividades na internet, como as portas 80 e 443, usadas para atividades criptografadas. Algumas ferramentas de mensagem instantânea criptografam a comunicação para que não possa ser interceptada na internet aberta e que possa, facilmente, passar por um *firewall* pessoal ou corporativo.

Felizmente, há como bloquear ferramentas e atividades de mensagem instantânea nos computadores de casa. Realizei vários testes para confirmar se esses programas podem ser efetivamente bloqueados. Se os pais pensam que apenas bloquear o acesso aos sites de mensagem instantânea vai evitar que seus filhos usem serviços de bate-papo de mensagem instantânea, estão redondamente enganados. Os jovens são espertos; compartilham programas baixados e negociam com amigos programas de instalação que não conseguem acessar na internet por meio de *pen drives* e CDs. Para o bloqueio de mensagem instantânea, é necessário fazer o seguinte:

1. Bloqueie o bate-papo na ferramenta CyberPatrol. Para tanto, basta ajustar a categoria *Chat* na força máxima de bloqueio e certificar-se de que todas as caixas estejam selecionadas na seção *ChatGard* no item programas de bate-papo a serem monitorados.
2. Adicione outros sites listados na seção de recomendações deste capítulo para bloquear sites que o CyberPatrol não bloqueia.
3. Se necessário, use o PC Tattletale para monitorar e identificar outras ferramentas gratuitas de mensagem instantânea que seus filhos estejam usando e bloqueie-as no CyberPatrol empregando *Program Restrictions* em vez de bloquear apenas o site.
4. Para deter programas mais difíceis como o Skype, os pais precisam primeiro instalar o programa e então bloquear o acesso ao próprio programa no CyberPatrol. A seguir, um exemplo de como bloquear o Skype, mas esses passos podem ser aplicados a qualquer ferramenta de mensagem instantânea que você desejar bloquear.

    a. Baixe e instale o programa Skype.
    b. No CyberPatrol, altere o nível de acesso em *Program Restrictions* para *Filter* em vez de *Allow All*.
    c. Selecione o *Menu Customize* associado a *Program Restrictions* e então selecione *Customize Programs*.
    d. Selecione o botão *Add*, em seguida *Find New Program*. Descobri que a listagem automática do CyberPatrol nem sempre mostra todos os programas instalados, é por isso que recomendo uma busca manual.

e. Localize manualmente o programa Skype navegando a estrutura de diretório no disco C: ou na unidade D:, onde o aplicativo estiver instalado. Para bloquear o Skype com o *plug-in* do navegador no disco, selecione C:\Program Files\Skype\Phone\Skype e C:\Program Files\Skype\Plug-in Manager\SkypePM.
f. Adicione ambos programas à listagem de programa do CyberPatrol.
g. Uma vez adicionado à lista, selecione um programa de cada vez e clique no botão de nível de acesso rotulado *Deny access at all times*.
h. Salve suas alterações para todos os usuários ou para o perfil de usuário apropriado.

Na próxima vez em que o usuário tentar ativar o Skype, ele será bloqueado pelo CyberPatrol e o fechará – impedindo que o usuário entre na internet e que use o programa. Maravilha!! A combinação dos dois programas aqui recomendados (CyberPatrol e Tattletale), junto com o guia, trará de volta aos pais o controle sobre o que seus filhos fazem na internet.

Se os pais quiserem ficar à frente de seus filhos quando usam tecnologia, precisam se tornar especialistas em tecnologia e pensar com criatividade, exatamente como os jovens ardilosos fazem. Os jovens, sobretudo os adolescentes, usam as seguintes atividades para esconder ou omitir o que fazem quando se comunicam por mensagem instantânea.

- Não registram propositalmente as conversas, mesmo se a ferramenta de mensagem instantânea tiver essa função.
- Usam vários programas de mensagem instantânea.
- Enviam anexos com nomes de arquivo com o objetivo de não atrair a atenção, como tarefa1.doc ou anotações-aula.doc.
- Salvam anexos questionáveis no *pen drive* para esconder seus conteúdos.
- Apagam arquivos de registro que gravaram no seu micro assim que a conversa tenha terminado e não seja mais necessária.
- Conversam ao telefone com amigos e estranhos pela internet, em geral, com o auxílio de um fone de ouvido.
- Produzem e enviam videoclipes usando ferramentas de mensagem instantânea ou participam de sessões de vídeo em tempo real, caso a sala de bate-papo ofereça tal recurso.

Embora tire meu chapéu para toda essa criatividade, ela, no entanto, não é páreo para o PC Tattletale, que grava todas as atividades e permite aos pais reproduzir os arquivos gravados, incluindo qualquer das atividades listadas acima. É por isso que recomendo o uso de programas de monitoração oculta para adolescentes desafiadores com idades entre 12 e 17 anos, visto que, nessa faixa etária, usam muito a internet. Se seus filhos estiverem sempre na internet e preferirem usar o computador tarde da noite, essas são boas indicações aos pais de que algo esteja acontecendo. Eles não demoram tanto tempo assim para fazer a lição de casa.

SALAS DE BATE-PAPO: O PONTO DE ENCONTRO DOS PREDADORES

As salas de bate-papo, às vezes chamadas de grupos *on-line*, são locais em que as pessoas discutem praticamente sobre qualquer assunto. São grupos de discussão *on-line* formados por categoria em que as pessoas podem fazer o *login* e conversar entre si. Há milhares de salas de bate-papo na internet, hospedadas por uma variedade de provedores desde o Yahoo! até o MySpace, e lógico, há salas de bate-papo de adultos e de vídeos. As salas de bate-papo de alto nível permeiam todas as categorias e incluem assuntos como negócios, família, governo, *hobbies*, esportes e relacionamentos. Uma pesquisa recente na lista Yahoo! Groups revelou as seguintes subcategorias de conteúdo adulto nas salas de bate-papo: divórcio, assuntos extraconjugais, homossexualismo, lesbianismo, bissexualidade e troca de casais. Além disso, essas subcategorias podem ficar ainda mais específicas, à medida que vão se subdividindo. Encontrei um grupo chamado *Discrete-DaytimePlaytime*, que convida adultos para se tornarem membros de um grupo que faz orgias diurnas, do meio-dia à meia-noite, em vários hotéis na Califórnia. O usuário, para acessar uma sala de bate-papo ou um grupo como esse, só precisa de uma conta com um provedor *on-line*. Assim, para ter acesso à miríade de salas de bate-papo e de discussão no MySpace, tudo o que a criança precisa é de uma conta do MySpace.

As salas de bate-papo ou os grupos de discussão não são lugares para menores de idade se encontrar. Não vejo qualquer razão plausível para permitir que um jovem, com idade entre 15 a 17 anos, e vulnerável, acesse uma sala de bate-papo. Não vejo *nenhuma* razão, mesmo! Há riscos demais associados às discussões sobre *hobbies*, predileções, fetiches etc. com estranhos, alguns dos quais podem ser predadores sexuais fazendo-se passar por outras pessoas na sala de bate-papo a fim de ganhar a confiança daquele que pode ser sua próxima vítima. Para as crianças que precisam de ajuda especial ou de alguém com quem possam conversar, recomendo consultar um médico ou o orientador pedagógico da escola para que sugira um psiquiatra ou psicólogo. Se desconfiar que seu filho esteja usando salas de bate-papo que não estão sendo bloqueadas pelo CyberPatrol, use o PC Tattletale para monitorar suas atividades *on-line* e para bloquear os serviços que achar ofensivos.

Mais um risco à vista: os jogos *on-line*

Uma das formas mais comuns de as crianças conversarem *on-line* é por meio de jogos virtuais na internet. Muitos pais com um filho com idade entre 8 a 11 anos que tenha acesso à internet já ouviram falar do jogo Runescape. Meu filho costumava jogá-lo e, embora aparentemente inofensivo, ele tem bate-papo embutido que permite a outros usuários fazer perguntas a qualquer um com quem tenham contato virtual ao longo do jogo. As crianças precisam saber que os jogos podem ser locais perigosos também e que nunca deveriam fornecer dados pessoais, incluindo o nome verdadeiro, a alguém que pergunte durante o jogo. Se esses tipos de jogos apresentarem algum tipo de problema, simplesmente adicione o site apropriado à lista de bloqueados do Cyber Patrol, e o risco será amenizado.

CHAMADAS TELEFÔNICAS PELA INTERNET

Um dos maiores riscos de usar sofisticadas ferramentas de mensagem instantânea é a capacidade de fazer ligações telefônicas diretamente pela internet. As crianças podem usar o micro de casa e um aplicativo de mensagem instantânea para fazer chamadas telefônicas a qualquer pessoa de qualquer parte do mundo. Os predadores adoram essa tecnologia, pois podem usá-la para estabelecer uma relação mais pessoal com uma vítima em potencial sem deixar qualquer rastro aos pais de que a ligação tenha sequer ocorrido. Minha recomendação é bem direta: chamadas de voz pela internet feitas por crianças sem supervisão (ou sem registro) representam um risco bastante grande, o qual deveria ser atenuado. No topo da lista das recomendações deste capítulo encontram-se maneiras de como bloquear sites e mensagem instantânea que oferecem essas ferramentas. As crianças ficarão muito mais seguras se usarem o telefone de casa ou o próprio celular para ligarem a pessoas que conheçam. Se os pais deixarem seus filhos ter um celular, deveriam monitorar o registro de chamadas oferecido pela operadora de telefonia e desativar a função de mensagem de texto, principalmente quando se trata de crianças mais novas.

COMO OS PREDADORES ENCONTRAM SUAS VÍTIMAS

Os predadores sexuais são espertos, sabem como estabelecer relações *on-line* com crianças que se deixam levar facilmente e, como resultado, sabem quais ferramentas empregar para agir com eficiência. Não há uma ferramenta ou abordagem única que possa armar um predador sexual com informações suficientes para explorar uma criança. Em geral, recolhem um pouco de informação de várias fontes a fim de obterem dados pessoais adicionais para, então, investirem, empregando uma série de ferramentas que incluem e-mail, sala de bate-papo e *VOIP*. As crianças de hoje divulgam informação demais sobre si mesmas numa variedade de fóruns e sites *on-line*. A Figura 8.2 oferece um exemplo de como um predador consegue amealhar informações pessoais empregando diversas ferramentas.

A abordagem a seguir é apenas um exemplo de como um predador pode conseguir informações pessoais suficientes de uma criança e colocá-la em perigo.

1. Procura salas de bate-papo de adolescentes, fazendo-se passar por um adolescente em busca de endereços eletrônicos e *nicks* de mensagens instantâneas.
2. Procura perfis de membros *on-line* em site*s* de relacionamento populares em busca de informações adicionais, empregando um endereço eletrônico ou um *nick* de IM encontrado. Procura fotos postadas da criança e de amigos e, se necessário, cruza qualquer informação encontrada sobre seus amigos postados.
3. Munido de um endereço eletrônico ou *nick* de IM, usa um site de busca para encontrar qualquer referência a um endereço residencial ou a um número de celular relacionado.
4. Procura listas telefônicas *on-line* atrás de endereços que estejam relacionados a um determinado número de telefone.

5. Usando guias de ruas e rotas *on-line*, procura informações de como chegar ao endereço desejado.
6. Usando outros recursos de busca potentes, procura nomes e endereços de escolas nas proximidades desse endereço.

Ferramentas usadas	Sala de bate-papo de adolescente/ perfil do membro	Site de busca – entra com endereço eletrônico	www.555-1212. com, http:// phone.yahoo. com, www.411. com	http://yp.uswest. com Corre a lista das escolas apresentadas
Informação encontrada	> Idade > Sexo > *Hobbies* > e-mail	> Nº do telefone > Nome dos pais	> Endereço domiciliar > Guia e orientações decomo chegar à casa	> Escola que provavelmente a criança frequenta > Endereço e orientações
tempo	**2 minutos**	**5 minutos**	**15 minutos**	**20 minutos**

Figura 8.2 Como os predadores conseguem informações pessoais

Em suma, com as ferramentas da internet nas mãos, uma criança ou um adolescente que (intencionalmente ou não) divulgue conteúdo pessoal sobre si mesmo na internet pode ser encontrado com facilidade por um predador ou por qualquer outra pessoa. É tarefa dos pais ajudar a atenuar esses riscos, e isso exige conhecimento, ferramentas (como o CyberPatrol e o PC Tattletale) e o desejo de fazer alguma coisa sobre o assunto.

RECOMENDAÇÕES

Estas recomendações têm como objetivo ajudar os pais a se proteger contra os riscos e os perigos associados a essas tecnologias.

Todas as idades

- Bloqueie as contas de usuários das crianças nos computadores residenciais para evitar que instalem novos aplicativos de mensagem instantânea ou programas de interação pessoal no computador que usam.
- Instale o PC Tattletale em todos os *laptops* de casa e ative o modo oculto de tempos em tempos para crianças com idade entre 12 e 17

anos. Confira o que fazem utilizando a função *play-back*, conforme achar necessário e lembre-se de apagar os arquivos de registro.

Categoria 1: Ensino Fundamental 1 (faixa etária 8-11)

- Crianças nesta faixa etária *não* deveriam ter uma conta de mensagem instantânea e não deveriam fazer chamadas pela internet sem a supervisão dos pais. Essas ferramentas são ainda mais perigosas do que contas de e-mail e são o método de comunicação predileto dos predadores sexuais. Use CyberPatrol para bloquear salas de bate--papo e os seguintes sites de ferramenta de mensagem instantânea:

    - www.google.com/talk
    - http://aimexpress.aol.com
    - www.aim.com
    - www.yahoo.com/r/p1
    - http://messenger.yahoo.com
    - http://get.live.com
    - http://*login*.live.com
    - www.icq.com
    - http://download.icq.com
    - www.adiumx.com
    - www.bitwiseim.com
    - http://www.ceruleanstudios.com

- Bloqueie salas de bate-papo via CyberPatrol, usando os procedimentos descritos neste capítulo.

- Se necessário, use o PC Tattletale para ver o que seus filhos estão fazendo *on-line* e bloqueie suas ferramentas de mensagem instantânea e salas de bate-papo preferidas, adicionando-as à lista de sites e programas bloqueados. O CyberPatrol é uma ferramenta eficiente para bloquear ferramentas de mensagem instantânea, mas somente depois de terem sido instaladas num computador.

Categoria 2: Ensino Fundamental 2 (faixa etária 12-14)

- Crianças nesta faixa etária *não* deveriam ter uma conta de mensagem instantânea e definitivamente não deveriam fazer chamadas pela internet sem a supervisão dos pais. Dobre a recomendação sobre este assunto feita na categoria 1, inclusive a lista de sites e programas bloqueados.

- Bloqueie salas de bate-papo e sites de bate-papo via CyberPatrol, usando os procedimentos descritos neste capítulo.
- Se necessário, use o PC Tattletale para ver o que seus filhos estão fazendo *on-line* e bloqueie suas ferramentas de mensagem instantânea e salas de bate-papo preferidas, adicionando-as à lista de sites e programas bloqueados.
- Se os pais preferirem dar permissão aos filhos para que usem o mensageiro instantâneo, ative o PC Tattletale o tempo *todo* e inspecione os registros frequentemente. Além disso, ensine seus filhos a *nunca* divulgarem seu *nick* de IM em qualquer site público ou site de relacionamento. Os predadores coletam informações aos poucos a fim de caçar sua próxima vítima.

Categoria 3: Ensino Médio (faixa etária 15-18)

- Crianças nesta faixa etária provavelmente terão uma conta de mensagem instantânea para se socializar e para não ficar por fora diante dos colegas da escola. Os pais precisam reforçar que o mensageiro instantâneo é privilégio e, se usado de modo inadequado, poderá ser retirado. Fique apenas com uma ferramenta de mensagem instantânea e monitore seus filhos usando o PC Tattletale em busca de comportamento ou uso inadequado.
- Recomende aos seus filhos adolescentes para que não usem mensagens pessoais demais com a ferramenta de mensagem instantânea. Este tipo de mensagem, popular entre os adolescentes, refere-se aos momentos em que os jovens contam aos amigos o que estão sentido, onde estão etc. Infelizmente, esses tipos de mensagens divulgam informação demais sobre os jovens e os riscos aumentam.
- Bloqueie salas de bate-papo via CyberPatrol usando uma combinação de programas e sites bloqueados. As salas de bate-papo não são para as crianças, tenham a idade que tiverem.
- Converse com seus filhos mais velhos sobre alguns dos riscos associados à internet de maneira bem clara. Ensine seus filhos a *nunca* divulgarem seu *nick* de IM ou de salas de bate-papo favoritas em qualquer site público ou site de relacionamento. Os predadores coletam informações aos poucos a fim de caçar sua próxima vítima.

- Coloque em prática uma política familiar que bloqueie chamadas pela internet e as monitore via PC Tattletale. Se um adolescente quebrar a regra, avise uma vez, então bloqueie sua ferramenta de mensagem instantânea com a função de restrição de programa do CyberPatrol. Chamadas a estranhos pela internet sem a supervisão dos pais não deveriam ser permitidas a nenhuma criança, incluindo adolescentes.

9 TELEFONES CELULARES E *PDAs*

A tecnologia é dominada por dois tipos de pessoas: aquelas que compreendem o que não conseguem gerir e aquelas que gerem o que não conseguem compreender.

- A Lei de Putt

PANORAMA SOBRE OS APARELHOS PORTÁTEIS DE COMUNICACÃO

Os telefones são a ferramenta predileta entre os jovens, e esses aparelhos já evoluíram bastante, tendo incorporado muito das funções e dos recursos tecnológicos típicos dos computadores convencionais. No mundo todo, o crescimento do uso do celular aconteceu, sobretudo nas últimas décadas, e está aumentando num ritmo ainda mais rápido em países emergentes, como a Índia e a China, onde a tecnologia está redefinindo como as pessoas interagem umas com as outras. Mais de um bilhão de telefones celulares foram comercializados em 2006, um aumento de 22,5% frente a 2005.[1] Os telefones de hoje podem na realidade ser subdivididos em quatro categorias:

1. Telefone celular infantil
2. Telefone celular convencional
3. *PDA*
4. Telefone via satélite

Os telefones restritos para uso infantil têm vários tipos, mas a grande maioria limita o que o usuário do telefone pode fazer. Muitos desses telefones têm um número limitado de teclas que restringe a quantidade de números de telefone com os quais o usuário pode se comunicar. Também restringem a maioria de outros recursos, como baixar jogos ou textos de mensagem. Algumas das operadoras de telefonia celular incluíram o recurso de GPS, permitindo aos pais que descubram exatamente onde seus filhos estão ou a quem foi feita a última ligação. (Os fornecedores e os produtos de telefonia celular serão discutidos com mais detalhe adiante.) Esses tipos de telefone são de fato muito simples para as crianças que precisarem entrar em contato com pais, professores e responsáveis, na eventualidade de uma emergência.

Os telefones celulares convencionais são o que a maioria dos adolescentes e pais usa atualmente. Esses aparelhos oferecem várias funções e recursos adicionais, mas seu propósito primário é fazer chamadas telefônicas. Alguns dos recursos adicionais são "maneiros", mas trazem riscos às crianças, entre eles estão: mensagem instantânea, navegação na internet, e-mail, mensagem de texto, câmeras e videocâmeras. Grande parte dos telefones celulares convencionais dispõe de dez teclas, ótimas para fazer ligações, mas incômodas para enviar texto ou mensagens de e-mail. Muitas operadoras hoje em dia integram tocadores de MP3 aos telefones à medida que mais jovens optam por ouvir música e fazer chamadas telefônicas.

Os *PDAs* (*personal digital assistants* – assistentes digitais pessoais ou computadores de mão) são usados principalmente por profissionais que precisam de recursos de voz, e-mail, bem como de lista de tarefas agendadas, lista de contatos e agendas integradas, essenciais à administração de suas atividades na empresa e em casa. Uso um desses aparelhos e considero-o de valor inestimável. As funções que utilizo em meu *PDA* são assim distribuídas: 50% para e-mail, 30% para chamadas de voz e 20% para agenda de tarefas – tudo sem fio e sincronizado com meu e-mail e meu sistema de agendas no serviço. Esses aparelhos são, em geral, muito mais caros em termos de um preço inicial de compra e implicam tarifas mensais mais altas no caso de voz e de dados. Mesmo assim os adolescentes acham os *PDAs* atraentes; deveriam ser usados para fins profissionais e não são adequados às crianças devido às várias funções que podem trazer riscos.

Os telefones via satélite são o que há de mais avançado em termos de telefonia e destinam-se a viajantes internacionais que precisam manter contato com a empresa quando estiverem em qualquer parte do mundo. Eu mesmo já usei muitas vezes esses telefones em minha vida profissional, em geral para me manter em contato com meus colegas de trabalho e com minha família, quando estou bem distante de casa, por exemplo, no Nepal, no Butão, na África e em vários outros lugares da América do Sul. Os telefones via satélite são muito caros, com preços variando de mil a dois mil dólares, e têm planos mensais que cobram serviço por minuto. Certamente não são aparelhos para crianças. Os telefones via satélite são uma boa opção para a elite corporativa e para os profissionais que trabalham em lugares remotos, por exemplo, num país com sistemas de telecomunicações precários.

A seguir, as principais funções disponíveis nos telefones e *PDAs*, com esses aparelhos os usuários podem:

- fazer chamadas de voz e acessar correio de voz quando necessário;
- baixar e tocar música (às vezes, mediante pagamento);
- baixar e jogar *games*;
- navegar na internet;
- administrar lista de contatos e de tarefas agendadas;
- baixar vários tipos de campainha do telefone (às vezes, mediante pagamento);
- enviar e receber mensagens de e-mail. Muitos telefones e *PDAs* têm programas de e-mail embutidos e outros permitem que os usuários baixem programas adicionais de e-mail especializado que alguns provedores oferecem, como o Google;
- enviar e receber mensagens de texto (SMS) de outros telefones;
- função de radiotransmissor (alguns modelos/redes);
- conversar com outros usuários, que é basicamente enviar pequenas mensagens de texto pela internet. Para se comunicar, os dois usuários precisam estar conectados à internet, disponíveis e empregando a mesma ferramenta de mensagem instantânea;
- Tirar, enviar e receber fotos. Algumas operadoras cobram tarifas especiais para o envio de fotos via e-mail, ao passo que outras não. Não se esqueça de ler os detalhes do seu contrato;
- Visualizar arquivos de vídeo (baixados ou de fluxo contínuo);
- Gravar arquivos de vídeo e enviá-los a outros usuários. A maioria das operadoras que oferecem câmera integrada também permite que os usuários façam pequenos videoclipes, que os salvem para futura visualização e que os enviem a outros usuários assim que quiserem.

Considerando todos esses recursos, será que são tão perigosos quanto os de um computador? Os pais sempre veem seus filhos usando mensagem de texto, enviando/recebendo e-mail, navegando pela internet direto do celular, e poderão imaginar que não deve haver risco algum associado a esses recursos. Como esses telefones são móveis e usados, de diferentes maneiras, longe dos olhos dos pais, na realidade, com essa gama de funções, são *mais* perigosos do que ferramentas semelhantes instaladas num computador de mesa ou de mão. A seguir, uma relação das principais ameaças associadas às crianças que usam telefone celular:

1. Os celulares se tornaram o alvo preferido de empresas que querem fazer publicidade de seus produtos via mensagens de textos e e-mail aos usuários. Isso significa receber propaganda cujo conteúdo possa ser inaquedado às crianças.
2. Para os pais, é muito mais difícil monitorar e visualizar contas de e-mail num celular. Além disso, as ferramentas de anti-*spam* e de controles paternos num celular estão longe de ser tão eficientes como as usadas em computadores hoje em dia.
3. Os aplicativos de monitoração ainda não chegaram ao ambiente da telefonia celular. Não há uma versão do PC Tattletale que possa ser usada num celular; ainda não, mas este dia não está longe. Por enquanto, os pais ficam à mercê das operadoras de telefonia celular que, quando muito, oferecem relatórios e filtros de conteúdo. O setor das telecomunicações em geral é notório por estar atrasado no tangente a esses tipos de tecnologia. Quase sempre lançam novos recursos sofisticados e só depois é que vão pensar em segurança. O setor está muito mais preocupado com os lucros do que com questões de segurança.
4. Os aplicativos de mensagem instantânea num celular abrem as portas aos riscos de conversas ocultas e não registradas entre amigos e possíveis predadores sexuais. Lembre-se, a mensagem instantânea é a ferramenta de comunicação oculta predileta, pois muitas das conversas não são registradas. Seguindo a lógica da minha recomendação no Capítulo 8, simplesmente, também diga não ao mensageiro instantâneo no celular.
5. O acesso à internet via celular é o pesadelo dos pais e um enorme risco para as crianças, ponto final. Grande parte das operadoras de telefonia celular não dispõe de controles paternos para telefones, e as que dispõem anunciam em seus termos de responsabilidade que tais

serviços podem não funcionar muito bem. Meus testes revelaram que a maioria dos celulares com acesso à internet abre as portas para praticamente qualquer conteúdo disponível na rede. Também testei o acesso à internet do BlackBerry e consegui acesso bastante fácil a sites de conteúdo adulto com fotos.

6. As funções de câmera e vídeo representam risco num celular se a criança fizer uso inadequado de tais recursos. Os telefones com e-mail ou de mensagem instantânea também podem exibir fotos e vídeos enviados ao usuário. Isso quer dizer que há um momento em que a criança pode receber um e-mail ou uma foto de um estranho que contenha pornografia ou outro conteúdo inadequado qualquer.
7. Os telefones celulares e alguns dos recursos adicionais, como de mensagem instantânea e mensagem de texto, podem ser muito caros para pais e adolescentes, caso não prestem atenção ao modo como as operadoras cobram esses serviços. Muitas operadoras, nos Estados Unidos, reduziram o custo de chamadas de voz para algo entre 2,5 e 5 centavos de dólar por minuto. A esse preço, não estão ganhando muito dinheiro de seus clientes. Desse modo, apresentam os recursos adicionais, por exemplo, cada mensagem de texto pode custar 15 centavos, mais de 10 vezes o que é cobrado por uma chamada de um minuto. Os pais devem restringir esses tipos de tarifas extras e deixar que seus filhos usem apenas o necessário para que possam se comunicar quando necessitarem.

Como os celulares funcionam e quando o GPS entra em cena

Um celular é, basicamente, um aparelho simples que permite comunicação, como um radiotransmissor de baixa potência, que se comunica via uma série de torres e estações de base.[2] Os aparelhos captam o sinal da torre celular mais próxima, e à medida que os usuários vão de um lugar ao outro, uma torre transfere o sinal a uma mais próxima com um sinal mais forte.[3] Edifícios e locais confinados dentro deles, como elevadores, podem criar problemas para os celulares, pois não conseguem encontrar uma torre e uma antena para se conectarem com um sinal suficientemente forte. É por isso que as pessoas sempre perdem as ligações no meio de grandes edifícios ou em túneis de metrô – nesses locais não há um sinal suficientemente forte para que a chamada continue. A única maneira de a operadora garantir o sinal em locais como esses é instalar antenas dentro de áreas remotas. Algumas empresas instalam tais aparelhos para garantir que seus funcionários possam fazer ligações nítidas, enviar e receber e-mail. Quando você está operando num ambiente sem fio, a torre mais próxima é imprescindível.

Os telefones celulares com GPS também dependem de ondas de rádio, mas, em vez de procurarem a torre de transmissão mais próxima, "viram-se" para o céu em busca do satélite mais próximo na órbita terrestre.[4] Algumas operadoras de telefonia celular (como a Sprint) lançaram aparelhos celulares com o recurso de GPS, que permite aos pais localizarem seus filhos com um telefone via satélite dentro de um bom nível de precisão – em geral de 100 a 500 metros.[5] Para determinar a localização de um usuário cujo celular dispõe de GPS, o receptor GPS tem que determinar a localização de pelo menos três satélites e então usar trilateração para determinar a exata localização, latitude e longitude do telefone.[6] Alguns telefones GPS usam outros métodos para determinar a localização do aparelho, incluindo o uso de satélites em conjunto com informações sobre o sinal do telefone celular.[7] Isso às vezes é chamado de "GPS enhanced" ou GPS sem fio e pode conseguir uma ligação mais rápida do que uma abordagem simplesmente baseada em satélite.[8] *PDAs* e celulares sofisticados com o suporte das linguagens Java podem, na realidade, transformá-los em aparelhos de navegação e oferecem praticamente instruções de direção em tempo real.[9] Em qualquer circunstância, os telefones GPS chegaram para ficar e são uma valiosa ferramenta para pais que queiram rastrear a localização de seus filhos.

Opções no mercado hoje em dia

Na tentativa de analisar o material promocional dos telefones, pesquisei e recomendo vários aparelhos e serviços que ajudarão os pais. Abaixo apresento uma relação das categorias de telefones definidas anteriormente. Assim que os pais decidirem que tecnologia permitir que seus filhos usem no celular, eis aqui algumas opções disponíveis (nos Estados Unidos):

Telefones de uso infantil

1. Firefly (www.fireflymobile.com)
   - Preço: 80 dólares, com planos de serviço a partir de 9,99 dólares ao mês.
   - Aparelho com cinco teclas, sem teclado, sem contrato, cancelamento a qualquer momento.

- Botão de emergência exige acesso à internet e funciona mesmo que o telefone esteja sem créditos.
- Controles paternos para números de telefones de ligações recebidas e enviadas.
- Não dispõe de localizador GPS.

2. TicTalk (www.tictalk.com)
   - Preço: 99 dólares, com vários planos de serviço.
   - *Download* de fotos.
   - Cronômetro.
   - Jogos educacionais com sistema de pontuação.
   - Controles paternos para números de telefones de ligações recebidas e enviadas.

3. Wheriphone (www.wherify.com)
   - Preço: 99 dólares, com vários planos de serviço, a partir de 20 dólares ao mês.
   - Menor telefone com localizador GPS do mundo.
   - Os pais podem descobrir a localização do telefone via *web* ou outro telefone.
   - Exibe guias de rua e mapas via satélite, pode capturar automaticamente localizações em horários e dias preestabelecidos.
   - Não tem jogos nem mensagem de texto.
   - Agenda para 20 números de telefone.
   - Botão SOS de pânico/emergência, esta função requer acesso à internet e funciona mesmo que o telefone esteja sem créditos.
   - Controles paternos para números de telefones de ligações recebidas e enviadas.

Operadoras de telefones celulares convencionais

1 Telefones Sprint GPS Locator
(http://sfl.sprintpcs.com/finder-sprint-family/signIn.htm)

- Preço básico: 99 dólares, preço aumenta se a opção contiver vários planos de serviço de voz e de transmissão de dados.
- Localizador GPS permite aos pais descobrir a localização do telefone via *web* ou um outro telefone (escolha entre mais de 30 telefones).

- E-mail, mensagem de texto (SMS).
- *Bluetooth* sem fio para funcionamento viva voz.
- Radiotransmissor com botão "aperte-para-falar" (em certos modelos).
- Visualização de vídeos.
- Gravador de som.
- Recurso Java – permite outros tipos de programas, tais como navegação detalhada (*turn-by-turn navigation*).
- Tocador de MP3
- Navegação na internet em certos telefones

2. Outras operadoras GPS e não GPS (AT&T, T-Mobile etc.)

PDAs (em geral incluem teclados QWERTY totalmente funcionais)

1. BlackBerry (www.blackberry.com)
2. Nokia (www.nokia.com)
3. T-Mobile (www.t-mobile.com)
4. Sony Ericson (www.sonyericson.com)
5. Apple iPhone (www.apple.com)

Telefones via satélite

1. Iridium (www.iridium.com)

Como é possível notar na lista de recursos na categoria de celulares convencionais, há muitos tipos que podemos selecionar, tornando a escolha dos pais difícil e também adicionando risco à criança ou ao adolescente. Muitos celulares nesta categoria não oferecem recursos de GPS, assim, se estiver interessado num serviço telefônico que tenha um programa para rastrear o usuário via satélite GPS e serviços baseados em torre, você precisa garantir que o telefone que comprar tenha essa função.

*PDA*s avançados oferecem muitos recursos e são projetados para oferecer bons telefones de voz e excelentes comunicadores de e-mail. Muitos desses aparelhos permitem *plug-ins* de mensagem instantânea para que os usuários possam manter um serviço de mensagem instantânea e um *nick*, independentemente se estiverem se comunicando de seu *PDA* ou de seu computador. Esses sofisticados aparelhos em geral também dispõem de navegadores da internet altamente funcionais e não de versões de texto básicas como aparelhos anteriores. Os programas de e-mail também são em geral produtivos e alguns vêm com versões compactas do Outlook. Esses não valem o risco de se usar com crianças e, normalmente, são, de qualquer modo, caros demais.

Uma última alternativa de comunicação antes de partir para o telefone

Pais que têm crianças com idade entre 8 e 11 anos e que querem mantê-los sob controle têm uma outra excelente opção disponível no mercado, mas que não se enquadra exatamente na categoria telefone celular. Os *pagers* (ou bipes) permitem que os pais fiquem de olho nos filhos num pequeno raio de distância, geralmente de 1,5 a 3 quilômetros, e podem funcionar bem quando as crianças estiverem brincando fora de casa ou num parque. Os bipes já existem há anos e são eficientes aparelhos de baixo custo. No entanto, não oferecem função GPS, apenas comunicação instantânea.

Um recém chegado ao mercado de pequenos aparelhos de radiotransmissor é o Wristwatch Communicator da XACT. É um relógio de pulso digital muito bacana com estojo resistente, equipado com um pequeno botão "talk" abaixo do mostrador.[10] O XACT Communicator custa em torno de 45 dólares nas lojas (pode ser comprado pela internet pela metade desse preço), não requer serviço mensal, é ativado por voz e pode se comunicar por mais de 22 canais num raio aproximado de 1,5 a 3 quilômetros.[11] Assim, para pais que não querem desperdiçar dinheiro num telefone infantil moderadamente caro, mais o serviço da operadora, ou num telefone convencional, esta é uma grande opção, sobretudo se a criança tiver pouco mais de 8 anos. Minha mulher achou este aparelho na internet enquanto procurava ferramentas mais baratas para pais.

MENSAGEM DE TEXTO: COMO OS ADOLESCENTES SE COMUNICAM?

Muito bem – não há como fugir da realidade. Os adolescentes preferem se comunicar via mensagem de texto (SMS), pois acham legal, discreta (o telefone não toca) e, assim, podem esconder dos pais muito do que estão falando por aí. A mensagem de texto tem seus riscos e coloca os pais diante de uma batalha bastante dura. Segundo a Associação de Telecomunicações Celulares e Internet (*Cellular Telecommunications and*

Internet Association), a quantidade de mensagens de texto enviada por mês de 2001 a 2005 cresceu de pouco mais de 14 milhões para 2,5 bilhões.[12] Lembre-se de que muitas das operadoras de telefonia celular como AT&T, Qwest, Sprint and T-Mobile não deixam que essas mensagens naveguem de um telefone a outro sem cobrar tarifa. Essas tarifas são incorporadas às contas mensais do telefone, cobradas por uma quantidade fixa, digamos até 200 mensagens por mês, ou individualmente ao alto custo de até 15 centavos do dólar por mensagem. A realidade é que as mensagens de texto vieram para ficar. Embora não sejam adequadas às crianças, cedo ou tarde, as mensagens de texto serão o método de comunicação de seus filhos adolescentes.

COMO MONITORAR OS REGISTROS DE CHAMADAS E AS CONTAS TELEFÔNICAS

Como esses telefones são móveis por natureza, entram e saem de casa e são predominantemente controlados pelos usuários, precisam ser monitorados a fim de evitar futuros problemas. As artimanhas usadas por adolescentes para esconder atividades *on-line* incluem o seguinte:

1. Deletar mensagens de texto enviadas e recebidas
2. Deletar a lista de chamadas telefônicas recentes
3. Tirar fotos ou produzir vídeos curtos, enviá-los por e-mail a amigos e, então, apagar o registro da mensagem
4. Se a função estiver ativada, navegar por sites de conteúdo adulto pelo telefone e enviar por e-mail alguns dos mais interessantes, como *links* aos amigos

Como citado anteriormente, os controles e os programas de monitoração para computadores ainda não estão disponíveis para os celulares. É um mercado que, logo, se desenvolverá e será um ótimo aliado, sobretudo para os adultos. Hoje em dia, os pais estão à mercê das operadoras de telefonia celular que oferecem registros e relatórios das ligações. Incentivo todos os pais que comprarem telefones celulares convencionais a seus filhos que, antes de efetuarem a compra, perguntem às operadoras que tipos de relatório de uso e de monitoração oferecem. Caso não esteja satisfeito com os relatórios de uso (ou com a falta deles), você com certeza deve restringir os tipos de serviços que seus filhos podem usar no telefone. As recomendações deste capítulo oferecem orientação clara sobre esse assunto, principalmente sobre que funções permitir para cada faixa etária.

NOVOS DESAFIOS: *PDAs* COM NAVEGADOR DE INTERNET E MENSAGEIRO INSTANTÂNEO

Crianças de todas as idades *não* deveriam ter telefone celular com navegador de internet. No fundo, não precisam de um, e os riscos são muito grandes. Os telefones celulares deveriam ser usados para chamadas de voz, não para navegação na internet. Tenho certeza de que não vão fazer pesquisas por causa de trabalhos escolares se estiverem usando um celular com acesso à internet, então, não vejo razão para dar um celular a uma criança. Bloquear essa função também evitará que usem as salas de bate-papo e os sites de relacionamento no celular, caso a operadora não os tenha bloqueado. Acessar a internet pelo celular eleva o custo das tarifas mensais, visto que a maioria das operadoras normalmente cobra um valor fixo por mês ou um valor pela quantidade de dados, em geral em megabytes, que é transferida pela rede. Durante toda minha vida profissional, pouquíssimas vezes senti a necessidade de ter um navegador de internet no celular, mas há algumas empresas que optam por isso para manter seus funcionários a par de informações chaves via programas especiais próprios para *PDAs*. Faça um favor a você mesmo e durma tranquilamente, deixando que seus filhos tenham acesso à internet somente no computador de casa, da escola e das bibliotecas, onde poderão ser protegidos e monitorados de forma mais adequada.

Para encerrar esta seção, também mantenha aqueles asquerosos programas de mensagem instantânea longe dos celulares das crianças. Lembre-se, o mensageiro instantâneo é o meio de comunicação preferido de um predador, pois a maioria das mensagens não é registrada pelos próprios usuários. Celulares adequados para jovens com idade entre 12 e 17 anos têm as seguintes funções principais, com as quais a maioria dos jovens consegue viver tranquilamente:

- Chamadas de voz
- Mensagem de texto (para jovens mais maduros)
- E-mail (para jovens responsáveis)
- Tocadores de MP3

Todo o resto, além de desnecessário, traz muitos riscos.

RECOMENDAÇÕES

As seguintes recomendações servem para ajudar os pais a serem eficientes na proteção de seus filhos contra tecnologias perigosas.

Categoria 1: Ensino Fundamental 1 (faixa etária 8-11)

Crianças nesta faixa etária *não* deveriam ter um celular. Reconheço que haja exceções, assim, para pais que trabalham e acham que seus filhos deveriam ter um em casos de emergência; selecionem um dos telefones infantis com serviços e teclas limitados, mas certifique-se de que tenha GPS e que a função, possivelmente um serviço de localizador, esteja ativada. O GPS pode ser uma ferramenta útil no caso de crianças desaparecidas.

Para os pais que insistirem em dar um telefone celular a seus filhos com idade entre 8 e 11 anos, vejam as seguintes recomendações:

- Bloquear os serviços de mensagem de texto (recebidas e enviadas) e de mensagem instantânea mediante solicitação junto à operadora de telefonia celular.
- Bloquear navegação pela internet mediante solicitação junto à operadora. Os controles paternos dos celulares de hoje não são bons, e muitos não oferecem proteção contra conteúdo adulto. *Nenhuma criança* deveria ter um celular com navegador de internet. Os riscos são grandes demais.
- Bloquear funções de e-mail mediante solicitação junto à operadora do serviço. Esta recomendação está associada à proibição de uma criança com idade entre 8 e 11 anos ter conta de e-mail.
- Comprar um celular que não tenha câmera, um complemento desnecessário, que as crianças, nesta faixa etária, vão usar como brinquedo.
- Como alternativa aos telefones celulares para esta faixa etária, há os bipes ou transmissores, como o Wristwatch Communicator da XACT. Esses aparelhos custam menos que os celulares, não precisam de planos de assinatura mensal e são ideais para pais que querem manter sob controle seus filhos enquanto estão fora de casa brincando com seus amigos. O raio de alcance é aproximadamente de 1,5 a 3 quilômetros.

Categoria 2: Ensino Fundamental 2 (faixa etária 12-14)

- Comprar um dos celulares sugeridos na categoria celulares convencionais e assegurar que tenham a função GPS e que fique ativada. Gosto do que a Sprint tem a oferecer e acredito que tenha ganhado a liderança nesse segmento exatamente por oferecer esta valiosa tecnologia. Os equipamentos de GPS, os localizadores com base na rede e os complementos de rastreamento com base em telefone são particularmente úteis para manter seus filhos sob controle e podem cair como uma luva no caso de crianças desaparecidas.
- Recomendo que os pais paguem pelo primeiro celular de seus filhos; porém, considerem a possibilidade de as próprias crianças arcarem com parte da conta telefônica mensal. Já fiz isso com os meus filhos e descobri que as crianças aprendem a ser mais responsáveis e que as pessoas deveriam trabalhar para conseguir o que desejam. Do meu ponto de vista, nada é de graça e se for, não vai durar para sempre.
- Se desejarem, ativar a função de mensagens de texto (recebidas e enviadas), mas rever os registros das mensagens de vez em quando, pedindo para ver os números ou ligando para a operadora e solicitar um relatório detalhado do uso. As crianças nesta faixa etária provavelmente irão pressionar os pais para ter um telefone que permita mensagens de texto, pois é o meio de comunicação preferido dos jovens. Se seu filho receber mensagens indesejadas de estranhos, considere a possibilidade de desativar essa função.
- Bloquear o mensageiro instantâneo mediante solicitação junto à operadora de telefonia celular. Os pais deveriam inspecionar o telefone todos os meses a fim de assegurar que seus filhos não tenham baixado nem instalado um complemento de mensagem instantânea gratuito em seu telefone. Caso tenham, reforce as regras com um aviso e, se necessário, retire o telefone dos reincidentes.
- Bloquear o navegador de internet mediante solicitação junto à operadora de telefonia celular. *Nenhuma criança* deveria ter um celular com navegador de internet.
- Bloquear as funções de e-mail mediante solicitação junto à operadora. Para crianças nesta faixa etária, e-mail no telefone é um luxo. A principal função de um telefone é possibilitar a comunicação entre as pessoas, sobretudo num caso de emergência. Não perca essa função de vista. Como os controles paternos e as medidas anti-*spam* não funcionam tão bem nos telefones quanto nos computadores, não vale

a pena expor crianças com idade entre 12 e 14 anos a tais riscos. Elas deveriam ficar satisfeitas com chamadas de voz e mensagens de texto.

- Se os pais comprarem um celular com câmera embutida, precisam ter uma conversa séria com seus filhos sobre os riscos e sobre como usá-lo. Conte-lhes uma história da vida real sobre como alunos em Nova Jersey, Estados Unidos, foram expulsos por terem tirado fotos de outros alunos e professores e de as terem divulgado na internet.
- Crianças nesta faixa etária *não* deveriam ter um *PDA*. São mais caros e normalmente vêm com recursos adicionais, e não são apropriados para crianças. Deixe-os para as pessoas que trabalham.
- Adicionar os seguintes sites à lista de sites bloqueados do CyberPatrol para evitar que seus filhos baixem programas de e-mail e de mensagem instantânea móvel que possam funcionar em seus telefones:

  - http://mobile.google.com
  - http://sms.google.com
  - www.google.com/mobile/gmail
  - http://download.icq.com/download/icq2go
  - http://mobile.yahoo.com

O Capítulo 8 apresenta maneiras de bloquear o Skype, que opera com telefones celulares também. Infelizmente, há muitos outros programas gratuitos de e-mail móvel a serem listados neste capítulo.

- Inspecionar o celular de seu filho de tempos em tempos e ver que programas adicionais gratuitos foram instalados. O PC Tattletale pode vir a calhar, pois a maioria desses programas precisam ser baixados num computador antes de poderem ser instalados num telefone. Esta é uma outra boa razão para *não* permitir que um telefone contenha navegador de internet, visto que os adolescentes podem baixar qualquer programa que funcione no seu telefone e que acharem adequados.

Categoria 3: Ensino Médio (faixa etária 15-17)

- Comprar um dos celulares sugeridos na categoria celulares convencionais e assegurar que tenham a função GPS e que fique ativada. Gosto do que a Sprint tem a oferecer e acredito que tenha ganhado a liderança nesse segmento exatamente por oferecer esta valiosa tecnologia. Os equipamentos de GPS, os localizadores com base na rede e os complementos de rastreamento com base em telefone são particularmente úteis para manter seus filhos sob controle e podem cair como uma luva no caso de crianças desaparecidas.

- Recomendo que os pais paguem pelo primeiro celular de seus filhos, porém considerem a possibilidade de as próprias crianças arcarem com parte (talvez com o valor total) da conta telefônica mensal. Os jovens nesta faixa etária também deveriam arcar com todo *upgrade* que fizerem e com todo acessório novo que colocarem no telefone. Isso os ensina a como ter mais responsabilidade nessa idade e a maioria dos adolescentes é capaz de encontrar algum tipo de trabalho para ganhar algum dinheiro e comprar o último modelo de telefone que queiram ter. Esses são artigos de luxo, não necessidades.
- Ativar a função de mensagens de texto (recebidas e enviadas), mas rever os registros das mensagens de vez em quando, pedindo para ver os números ou ligando para a operadora e solicitar um relatório detalhado de uso. Se seu filho receber mensagens indesejadas de estranhos, considere a possibilidade de desativar essa função.
- Bloquear o mensageiro instantâneo mediante solicitação junto à operadora de telefonia celular.
- Ativar as funções de e-mail mediante solicitação junto à operadora e certifique-se de que a operadora ofereça recursos de anti-*spam*. Caso não ofereça esse tipo de proteção na função de e-mail, então desative tal serviço. *Spams* e a quantidade de outras coisas que vêm junto, inclusive conteúdo adulto, não são apropriados para adolescentes.
- Se os pais comprarem um celular com câmera embutida, precisam ter uma conversa séria com seus filhos sobre os riscos e sobre como usá-lo adequadamente.
- Adicionar os seguintes sites à lista de sites bloqueados do CyberPatrol para evitar que seus filhos baixem programas de e-mail e de mensagem instantânea móvel que possam funcionar em seus telefones:

    - http://mobile.google.com
    - http://sms.google.com

Infelizmente, há muitos outros programas gratuitos de e-mail móvel a serem listados neste capítulo.

- Inspecionar o celular de seu filho de tempos em tempos e ver que programas adicionais gratuitos foram instalados. O PC Tattletale pode vir a calhar, pois a maioria desses programas precisa ser baixada num computador antes de poder ser instalada num telefone. Esta é uma outra boa razão para *não* permitir que um telefone contenha navegador de internet, visto que os adolescentes podem baixar qualquer programa que funcione no seu telefone e que acharem adequados.
- Crianças nesta faixa etária *não* deveriam ter um *PDA*. Mais uma vez, são mais adequados para adultos, não para crianças.
- Confira a conta de telefone de seus filhos de vez em quando para ver com quem estão se comunicando, para ver para quem ligam e quem liga para eles, e quanto tempo duram as chamadas. Se houver chamadas estranhas ou repetidas, tenha uma conversa franca com seus filhos o quanto antes e faça perguntas.

10 DE OLHO NO FUTURO

A melhor maneira de prever o futuro é inventá-lo.

- Alan Kay

APARELHOS INTEGRADOS

Já está acontecendo. Dispositivos que funcionam via internet estão proliferando rapidamente no mercado, e os fabricantes estão se apressando em produzir e comercializar produtos que dispõem de acesso à internet com fio ou sem fio. Computadores pessoais com acesso à internet evoluíram e se transformaram em outros aparelhos, menores e mais pessoais, como celulares, *PDAs* e até mesmo relógios de pulso. As redes de televisão e as empresas de mídia também estão aderindo à internet à medida que buscam por alternativas para programas da televisão aberta e paga a fim de conseguir material e anúncios para seus telespectadores.

No final das contas, os aparelhos disponíveis no mercado irão não só combinar em termos de funções, mas também irão se multiplicar em termos de tipos e modelos. Os celulares se transformarão em *PDAs* sofisticados e virão com multifunções, deixando uma lacuna para produtos mais simples que os pais poderiam escolher. Os avanços e as pesquisas em instituições comerciais e acadêmicas dos dias de hoje resultarão num mercado mais competitivo. Empresas multinacionais com capital suficiente e expressão no mercado irão adquirir e tomar o controle de empresas pequenas e inovadoras e colocá-las em seu *portfólio*. Os avanços tecnológicos continuarão a crescer rapidamente e o tamanho dos aparelhos sem fio ficará cada vez menor.

PRODUTO GRATUITO EM TODO O LUGAR (O PARAÍSO DOS ANUNCIANTES)

Os anunciantes estão saindo das tradicionais propagandas impressas e entrando na era dos anúncios eletrônicos com ênfase em qualquer mecanismo de distribuição capaz de atrair clientes ou futuros clientes. Você com certeza já viu os anúncios que proliferam na maioria dos sites e portais da rede. São poucos os grandes portais da internet (se é que existe algum) que não ofereçam algum tipo de propaganda. Simplesmente cliquei em quatro desses sites: MSN.com, Yahoo.com, CNN.com e AOL.com, e todos continham algum tipo de anúncio. Enquanto estou aqui escrevendo, acabei de receber um *spam* sobre um curso de graduação em enfermagem. Tudo a ver comigo...

Um dos problemas com esses anúncios aos internautas é que muitos deles não são dirigidos ao que o destinatário está procurando. Alguns anunciantes fazem estudos lógicos sofisticados e examinam análises *click-stream* (ou seja, "corrente dos cliques", lista automática de todos os *links* clicados pelo usuário ao se conectar à internet), como a Amazon.com faz, e assim oferecem *links* ou conteúdos a produtos que imaginam que estejam relacionados àqueles que seus clientes tenham visualizado ou comprado anteriormente. Esses são os caras bons. Os maus anunciantes usam uma gama de meios que incluem e-mail, mensagem de texto, chamadas de voz, páginas da *web* e mala direta para vender seus artigos, muitos dos quais não são adequados para as crianças. Alguns classificam esses fabricantes como *spammers*, "remetentes de lixo eletrônico", porque os e-mails indesejados são apenas parte de outros meios eletrônicos usados nessas campanhas. Independentemente do objetivo atual dos anúncios, essa estratégia veio para ficar e provavelmente estará cada vez mais presente à medida que encontramos aparelhos de informática mais descentralizados e mais pessoais conectados à internet. Em suma, avisamos os pais para que não adquiram tecnologias desprovidas de filtros apropriados para remover ou restringir conteúdo que possa chegar até seus filhos.

O GPS DECOLA

O GPS, sistema de posicionamento global, tornar-se-á uma palavra comum em toda casa que tenha aparelhos móveis conectados à internet providos de algum tipo de recurso de GPS em tempo real ou com localizador estático. Na próxima década, o GPS estará disponível em artigos como carros, bicicletas, relógios de pulso, telefones, joias e outros acessórios numa tentativa de localizá-los e de rastrear pessoas e objetos ao redor do mundo. Os serviços de informática para suportar esses artigos serão aprimorados e poderão ser acessados por meio de uma gama enorme de aparelhos, não apenas por computadores com acesso à internet. Prepare-se para viver numa sociedade que, com a ajuda do GPS, rastreará de tudo, de clientes a criminosos.

SISTEMAS OPERACIONAIS DO FUTURO PROVIDOS COM DISPOSITIVOS DE SEGURANÇA

Os sistemas operacionais que controlam os computadores de mesa, os *laptops*, e os servidores ficarão melhor quanto à segurança do ambiente de trabalho da máquina e dos dados que contém. Alguns dos melhores sistemas operacionais de anos anteriores eram mais fechados por natureza e tinham que ser abertos por meio de configurações para que ficassem expostos a riscos de segurança. Os sistemas operacionais de hoje são exatamente o oposto, exigindo que profissionais da tecnologia da informação os transformem em sistemas fechados para evitar que *hackers* tenham acesso às suas fragilidades e a informações particulares ou que até mesmo assumam controle do próprio computador hospedeiro.

Os sistemas operacionais do futuro estarão mais bem protegidos e deixarão de ser um modelo descentralizado para ser, novamente, um modelo centralizado em algum tipo de hospedagem em massa na internet via acesso público ou privado, tendo a criptografia como papel-chave. Muitos dos recursos e complementos de informática que ajudam a proteger principalmente computadores descentralizados com base Windows serão comprados pelas maiores empresas e incorporados aos seus sistemas operacionais. Como resultado, o setor que fornece grande parte desses serviços adicionais de segurança diminuirá e os fabricantes de aplicativos que permanecerem nos negócios, por sua vez, se concentrarão em tipos de aplicativos mais vulneráveis.

MANEIRAS FUTURÍSTICAS DE FICAR PLUGADO

Se tivesse uma bola de cristal e pudesse prever o futuro, poderia ajudar muitas pessoas e ganharia uma bela fortuna! Infelizmente, não existe tal bola que possa vislumbrar onde estaremos em 5, 10 e 20 anos. O que temos para nos apoiar são as informações do passado, as previsões da moda e as velhas intuições baseadas nos tipos de invenções e inovações tecnológicas que achamos que irão ser introduzidas no mercado e que sobreviverão. Antes de oferecer algumas previsões, deixe-me apresentar o que outras pessoas já previram.

As redes sociais das pessoas ficarão mais ricas e mais interessantes, mas nem por isso maiores numericamente – conseguimos reunir cerca de 150 pessoas apenas, virtualmente ou em tempo real...[1] Susan Crawford, professora, Faculdade de Direito Cardozo, Nova York, bolsista do Centro de Democracia & Tecnologia, colaboradora do Projeto de Informação da Sociedade da Faculdade de Direito de Yale.

Até 2014, à medida que os escritórios virtuais e a tele-educação ganharem terreno, as fronteiras entre o trabalho e o lazer serão significativamente diminuídas. Isso afetará de maneira profunda a dinâmica diária das famílias...[2]

Estamos em 2025. Seu celular é muito mais do um simples aparelho de comunicação ... mais parecido com um controle remoto da sua vida. Num dia normal, comecará a funcionar bem antes mesmo de você acordar...[3] Dr. William Webb, chefe de Pesquisa e Desenvolvimento no Ofcom (órgão regulador das comunicações no Reino Unido).

Grande parte do acesso à internet será feita por redes sem fio, sobretudo nas cidades que começam a estabelecer redes WiFi. Da mesma maneira que os norte-americanos estão abrindo mão de seus telefones fixos e aderindo aos telefones celulares, desconfio que também trocarão as conexões de banda larga por conexões sem fio...[4] A. Halavais, Universidade Estadual de Nova York, Buffalo.

Nos próximos 10 anos, ocorrerá pelo menos um ataque à infraestrutura de informação conectada por redes ou ao sistema de energia elétrica do país.[5]

Até 2010

- A privacidade pessoal na internet continuará a diminuir. Mais e mais nosso acesso será feito por algum tipo de mecanismo sem fio; como resultado, nossas atividades serão capturadas por algum tipo de banco de dados estatal ou privado.
- As fronteiras entre o local de trabalho e a residência ficarão cada vez menos nítidas à medida que a tecnologia integra aparelhos de uso profissional e pessoal. Sociedades e países que abraçarem de modo mais intenso essa tendência serão os mercados de trabalho mais produtivos no planeta; em contrapartida, aumentarão os riscos de problemas de saúde resultantes do estresse e de outras doenças associadas à tecnologia, doenças que ainda nem conhecemos.

- Os telefones celulares e os *PDAs* se fundirão completamente e os preços cairão tanto que qualquer pessoa que queira um aparelho multifuncional poderá ter um, deixando o consumidor praticamente sem qualquer opção mais simples. As funções convencionais incluirão áudio/vídeo em fluxo contínuo, e-mail, mensagem instantânea, mensagem de texto, tocador de MP3, acesso à internet, jogos, gravadores de voz, calendários, lista de tarefas e recurso de vídeo função total. Os sistemas de armazenamento desses dispositivos aumentarão bastante, das limitações atuais de 40-80 GB para 500 GB e 1 terabyte, a resolução da tela para todas as atividades será cristalina e comparável à dos televisores de alta definição (HDTV).
- O e-mail será totalmente integrado a sistemas de correio de voz, e os usuários poderão ler ou ouvir suas mensagens pelo celular. Esses sistemas estão evoluindo e, hoje, já estão disponíveis a clientes corporativos, e estarão disponíveis ao público geral a um custo relativamente baixo no futuro.
- Os sites de relacionamento continuarão a evoluir com um aumento no número de interações *on-line* e um decréscimo na qualidade dessas interações. Os sites de relacionamento hoje listam milhares de amigos para cada pessoa registrada. Essas pessoas não são amigos no fundo, mas, sim, pessoas querendo se relacionar *on-line* usando algum tipo ou frequência de comunicação. Relações *on-line* de confiança continuarão a ser poucas em número e apenas aumentarão à medida que bate-papos com vídeo em tempo real e outras formas mais interativas de comunicação melhorem os atuais meios de interação, como e-mail, mensagem instantânea e mensagem de texto.
- Fones e auriculares miniaturas que reduzem o ruído externo serão bastante comuns, permitindo que seus usuários conversem com outros ruídos em segundo plano quase que totalmente eliminados para o interlocutor do outro lado da linha. Essas tecnologias estão apenas começando a aparecer no mercado, e espera-se que estejam totalmente incorporadas aos telefones e aos fones de ouvido no mercado de massa em pouco tempo.
- Os antivírus, os anti-*spams* e os controles paternos serão amplamente aprimorados para a indústria do celular, permitindo aos pais ajustar com muito mais precisão os tipos de conteúdo que seus filhos visualizam e ouvem em seus telefones celulares. Os atuais controles *on/off* serão substituídos e comandados pelos fabricantes

de aplicativos que desenvolveram recursos para computadores de mesa e para os *laptops*.

- Os principais motores de busca se consolidarão à medida que a concorrência aumentar em termos de lucros com publicidade e visitantes de sites únicos.
- O GPS será uma função padrão nos celulares e em outros aparelhos móveis em comparação com as poucas opções de produtos que hoje oferecem serviços de localização GPS.
- A internet e a televisão irão se fundir. Visualizar programas, assistir a filmes e acessar a internet serão feitos por meio de uma variedade de aparelhos na sala da família e não apenas por meio de computadores e *PDAs*.
- Relógios inteligentes com internet começarão a surgir também. A safra inicial de artigos com aparência de modernosos será substituída por opções sofisticadas, lançadas por joalheiros renomados e não por fabricantes de computadores.
- Suítes de aplicativos para escritório, como o Office da Microsoft, estarão acessíveis via assinatura pela internet em vez de precisar baixar programas em computadores pessoais. Esses aplicativos estarão acessíveis aos usuários via um portal da internet, independentemente do dispositivo do qual estejam se conectando, e o armazenamento de informação será hospedado na internet em vez de ser armazenado dentro de aparelhos individuais descentralizados.
- A indústria de pornografia adulta estará a todo vapor como nunca antes, oferecendo uma ampla gama de conteúdo (*teasers* e outros tipos de chamariz mediante assinatura) via uma variedade de dispositivos na internet. O recurso de videocâmera em tempo real evoluirá tanto que passará dos computadores para aparelhos menores como os *PDAs*, possibilitando visualizações e sessões interativas.

Até 2015

- O IP versão 6 estará totalmente integrado em nossa sociedade, permitindo que praticamente todo aparelho eletrônico tenha um único endereço IP e se conecte à internet.
- Uma porcentagem significativa do mundo terá acesso à internet de um modo ou de outro. A proliferação de aparelhos portáteis de comunicação de baixo custo facilitará esse aumento.

- O acesso a aparelhos e aos sistemas, bem como a sua segurança, será feito pela biometria e não por senhas numéricas.
- Chamadas de voz pela internet se integrarão aos telefones convencionais e aos produtos sem fio. Os telefones evoluirão de tal modo que poderão acomodar automaticamente a mudança entre múltiplas vias para fazer uma chamada de voz, inclusive aquelas que percorrem linhas telefônicas convencionais, torres celulares sem fio, satélites e conexões da internet.
- O GPS fará parte de objetos menores como relógios de pulso, joias, canetas, bolsas e carteiras, dando aos pais maior controle para monitorar e manter seus filhos em segurança.
- As livrarias e as videolocadoras de alvenaria irão cair em número, se não desaparecerem do mercado. Os consumidores poderão, por meio de tecnologia sem fio, comprar e transferir conteúdo a um aparelho, que poderão vestir como uma roupa e que estará conectado à internet via uma variedade de mecanismos, numa loja ou em outros portais ponto de venda. Assim, as lojas de mídia eletrônica poderão existir, mas provavelmente oferecerão produtos virtuais em vez de encher suas prateleiras de produtos físicos. As instalações sem fio serão o modelo de excelência no futuro.
- O e-mail e as mensagens de texto serão distribuídos por meio de mensagens de voz via tecnologia sem fio e auriculares praticamente invisíveis, que substituirão os esquisitos fones de ouvido sem fio Bluetooth.
- Os teclados QWERTY para e-mail dos telefones celulares serão aperfeiçoados com o uso de aplicativos de reconhecimento de voz que permitirão aos usuários gravar mensagens e enviá-las ou recebê-las como chamadas de voz.
- Os aparelhos móveis evoluirão o suficiente para controlar outros aparelhos em casa e no trabalho via aplicativos e complementos sem fio. As funções incluem o controle remoto de eletroeletrônicos (aparelhos de TV, de DVD, de som etc.) e serão capazes de, remotamente, imprimir documentos por meio de impressoras sem fio embutidas, sem a instalação de aplicativos adicionais.
- Refrigeradores e outros eletrodomésticos virão com sistemas de estoque conectados à internet e usarão tecnologia de escaneamento para, automaticamente, fazer pedidos pela internet de itens que precisem ser repostos.

Até 2025

- A presença da internet banda larga nas casas e nas empresas aumentará em 100 vezes, facilitando a migração de aparelhos descentralizados como os PCs para os da internet, passando o armazenamento de informações para o aparelho virtual.
- As atividades de coleta de informação por parte dos fabricantes sobre as mercadorias compradas, usadas, visualizadas e acessadas se transformarão em gigantescos repositórios de informação que, por sua vez, comprometerão o que as pessoas pretendem manter como privado ou público.
- Os anúncios estarão presentes em quase todos os aparelhos eletrônicos conectados à internet e serão comandados e dirigidos por aquilo que o consumidor comprar, vender, passar por perto, conversar por telefone, enviar por e-mail, selecionar etc. Os principais governos industrializados terão acesso a todas essas informações como parte de um programa de inteligência em apoio à segurança nacional. Tudo o que as pessoas fizerem será registrado nesses bancos de dados.
- O computador pessoal tal qual conhecemos hoje deixará de existir e será substituído por inúmeros aparelhos pessoais e profissionais integrados à internet.
- Hologramas e gráficos tridimensionais serão incorporados aos aparelhos móveis para a visualização de vários tipos de informação, tais como e-mail, calendários, videoconferências em tempo real e vídeos interpessoais.

RECOMENDAÇÕES

Por causa dessas previsões, achei dificuldade para escrever esta seção; portanto, a seguir, apresento apenas alguns conselhos sobre o assunto.

- Nos próximos anos, não saia correndo para comprar o que houver de mais recente em tecnologia, sobretudo em aparelhos de uso pessoal. Via de regra, são caros demais assim que são lançados e, normalmente, não correspondem às promessas dos fabricantes. A dificuldade aqui reside no fato de que as crianças sempre querem as engenhocas mais modernas e mais avançadas – sobretudo, se forem relacionadas a computadores e que lhes permitam se comunicar com os amigos. Puxe as rédeas e faça-os pagar por esses aparelhos, mas somente depois de verificar com que tipos de recursos de segurança e de controles paternos vêm.

- Como são lançados novos tipos de tecnologia que fornecem acesso a uma variedade enorme de informação, fique atento ao que decidir escolher. Lembre-se de que é a necessidade do consumidor que prevalece sobre a tecnologia. Portanto, não deixe que seus filhos façam coisas que não sejam adequadas à idade que têm, nem os transforme em feras da informática antes da hora.
- A tecnologia do futuro será ainda mais descentralizada do que já é hoje, e terá, literalmente, milhares de tipos de produtos e aparelhos conectados à internet. Como novos tipos de serviços são disponibilizados *on-line*, experimente antes de comprar e *sempre* pergunte sobre os controles paternos. Caso os provedores de serviços não oferecerem nenhum tipo de controle ou não forem eficientes na verificação de seus controles, não aceite os seus serviços e veja como quem aceitou se saiu. Aqueles que adotam aparelhos associados à internet cedo demais poderão estar expondo seus filhos a riscos desconhecidos – e não se fala mais nisso.

11 É BOM CONVERSAR COM SEUS FILHOS SOBRE OS RISCOS DA INTERNET

Os pais foram inventados para fazer seus filhos felizes, concedendo-lhes algo para ignorar.

- Ogden Nash

UM CONTRATO DE USO DA INTERNET

Parte das obrigações dos pais no que diz respeito à tecnologia é desenvolver e estabelecer expectativas e regras. Meus pais fizerem isso e adotei uma abordagem semelhante com meus filhos. Ainda me lembro do que meu pai me disse quando cheguei à vida adulta: – Dei-lhe apenas corda suficiente para se enforcar. Minha interpretação daquilo foi que ele havia me dado alguma liberdade, claramente estabelecendo expectativas e explicando o que poderia acontecer caso quebrasse as regras. Num verão, quando ainda era bem jovem, muitos garotos da minha idade que moravam no bairro começaram a pegar o carro do pai escondido para sair em alta velocidade. Imaginando que não entraria em nenhum acidente, pensei em outras possíveis consequências. Será que meu pai descobriria? Será que me deixaria de castigo? Será que iria me deixar dirigir quando tivesse idade ou me faria esperar mais alguns meses ou até mesmo um ano? Após pensar sobre todas essas dúvidas, cheguei à conclusão de que ele, com certeza, *descobriria*, simplesmente observando o jeito como teria estacionado o carro na garagem e aí eu teria entrado numa *séria* enrascada. Assim, nunca peguei o carro dele escondido.

Alguns meses depois, percebi que havia tomado a decisão correta. Um dos outros garotos do bairro decidiu pegar o carro do pai para dar um cavalo de pau, só que perdeu o controle e acabou capotando, sorte que não se machucou. Além disso, por causa desse erro, não tirou carta de motorista na mesma época em que todo o resto da turma tirou. Ser pai ou mãe significa fazer a correta, mescla de amor, aprendizado, instrução e firmeza.

Incentivo os pais a firmarem um contrato de uso da internet com seus filhos, sobretudo se estiverem com idade entre 12 e 17 anos. Um contrato assinado por todos os filhos tem três objetivos: (1) explicitar as expectativas com todas as letras, (2) apresentar por escrito sugestões de segurança e (3) discutir o que pode acontecer caso essas regras sejam quebradas. Há diversos tipos de contrato à disposição em sites da internet, como o Netsmartz.org. Minha sugestão de contrato funcionaria como uma garantia assinada por todas as crianças e pelos pais ou responsáveis e poderia ser como o exemplo que segue.

Contrato de Segurança da Internet

1. **Dados pessoais**: *Sob hipótese alguma*, compartilharei informações pela internet, tais informações incluem nome completo, endereço, número de documentos, número(s) de telefone, nome de escola que frequentou/frequenta e fotos recentes. Qualquer exceção exige aprovação dos meus pais.
2. **Conversar com os pais**: prometo conversar com meus pais sobre qualquer coisa estranha que ocorrer como resultado do uso de e-mail via internet, de mensagem instantânea, navegador, mensagem de texto, sites de relacionamento e chamadas pelo celular. Caso me sinta desconfortável com alguma coisa resultante do uso da internet, conversarei com meus pais, mostrar-lhes-ei o que me causou estranheza e ouvirei seus conselhos sobre como evitar situação semelhante no futuro.
3. **Tecnologia banida:** prometo *não* usar as seguintes tecnologias sem o consentimento dos meus pais: (1) chamadas de voz pela internet, (2) mensagens instantâneas, (3) sites de relacionamento e (4) videocâmeras ou *webcams*. Além disso, *nunca* (5) tentarei acessar conteúdo adulto/pornográfico, (6) entrar numa sala de bate-papo, nem (7) copiar ou baixar ilegalmente material que inclua jogos, músicas, e vídeos que não sejam anunciados, de modo claro, como livre para todas as idades.
4. **Como lidar com estranhos:** *nunca* responderei à mensagem de e-mail, mensagem de texto, solicitação de mensagem instantânea ou chamada telefônica de um estranho (ou de alguém que não conheça). *Tampouco* aceitarei encontrar com alguém que tenha conhecido pela internet. Entendo que as pessoas nem sempre são quem dizem ser.

5. **Respeitar os outros:** respeitarei as pessoas com quem me comunicar na internet e as tratarei do mesmo jeito que gostaria que me tratassem.
6. **Descumprimento de regras:** entendo que se não cumprir estas regras, poderei, temporária ou permanentemente, perder o direito de usar as tecnologias da internet, que incluem e-mail, navegador de internet, telefone celular e mensagem de texto. Essas ferramentas são um privilégio e não um direito.

______________________ Assinatura da criança Data __________

______________________ Assinatura do pai/da mãe Data __________

Fique à vontade para usar esse modelo ou misturar e combinar os termos e condições que funcionarem melhor para sua família, tome como base informações e contratos de outras renomadas empresas de confiança apresentadas neste livro.

QUANDO E COMO MOSTRAR FIRMEZA

Conversar com as crianças sobre os riscos da internet, sobre regras de uso e sobre as consequências pode ser difícil. Cada criança é diferente da outra e entende as coisas de modo diferente em idades distintas. O site Talk With Your Kids ("Converse com seus filhos" – www.talkingwithkids.org) sugere alguns bons conselhos sobre como conversar com seus filhos a respeito de vários assuntos difíceis. Eis aqui outras ideias:

1. Diga a seus filhos o que entende por comportamento aceitável e *não* aceitável na internet.
2. Estabeleça claramente o que espera deles e quais são as penalidades caso não cumpram as regras.
3. Não faça corpo mole se seus filhos quebrarem as regras. As crianças são famosas por vencerem os pais pelo cansaço.
4. Puxe conversa com seus filhos caso sinta que algo esteja errado ou se o comportamento deles estiver mudando. Não espere que venham até você.[1]
5. Ouça seu filho antes de aplicar um castigo. O descumprimento de uma regra pode não ter sido intencional nem culpa dele. Quando estiver por dentro dos fatos, chame-o para uma conversa séria. Tomar uma atitude antes de ouvir é negligência.

6. Seja sincero e paciente. Se estiver decepcionado com o que seus filhos tiverem feito, diga-lhes o porquê. Se você alterar uma regra ou suspender um privilégio, elucide as razões, atualize o contrato de uso da internet e faça-os assinar de novo.[2]

O QUE NÃO DIZER AO SEU FILHO ADOLESCENTE

Conversar com seus filhos sobre os riscos da internet pode conduzir a mal-entendidos. Além disso, quando estiver lidando com crianças que tenham burlado as regras estabelecidas no contrato de uso da internet, é fácil ficar nervoso, mostrar insatisfação por causa de suas atitudes e dizer coisas que podemos lamentar mais tarde. Sugiro os seguintes conselhos sobre o que *não* dizer a seu filho quando estiver adotando uma abordagem de segurança na internet.

- Converse de acordo com a idade de seus filhos. Quando estiver discutindo os riscos da internet com seus filhos mais novos, seja honesto, diga-lhes que se preocupa com a segurança deles e apresente exemplos dos riscos. Informe-os, não os assuste. Táticas assustadoras e sanguinolentas não são apropriadas para crianças mais novas. Já com seus filhos de idade entre 12 e 17 anos, vá direto ao assunto e fale das coisas que podem sair erradas e das que saíram erradas com outras crianças mundo afora. Deixe-os saber que você está informado sobre esses riscos, que você sabe usar tecnologia e que sua tarefa como pai ou como mãe é estabelecer regras destinadas a protegê-los. Os adolescentes, dos mais infantis aos mais maduros, têm a mania de se acharem invencíveis. Lembro-me muito bem dessa sensação na minha adolescência – mas naquela época não havia predadores *on-line*.
- Se cometerem um erro ou intencionalmente infringirem as regras do contrato da internet, mantenha a cabeça fria. Você tem todo direito de não gostar do que tiverem feito e ficar decepcionado; porém, é seu papel também estar ali do lado deles quando as coisas ficam difíceis. Isso quer dizer que você deve manter a calma e explicar claramente os riscos, as consequências disso, seja lá o que tiverem feito.
- Se infringirem as regras, mostre firmeza e aplique o castigo que for necessário, que pode resultar na suspensão de alguns privilégios da internet. Os pais de uma garota que conheço suspenderam seus

direitos de usar a internet quando souberam que ela sabia que a irmã havia criado uma página no MySpace, algo que estava proibida de fazer. As crianças precisam ser tratadas com atitudes consistentes. Esclarecer o que devem fazer e quais as consequências de seus atos é apenas uma parte do contrato de uso da internet com seu filho. A outra parte é fazer valer esse contrato.

- Nunca diga às crianças que foram estúpidas por terem feito o que fizeram. Podem ter feito algo tolo que as colocou em risco, mas palavras como *estúpido* podem ter um impacto diferente (e possivelmente devastador).

O CONSELHO DOS PROFISSIONAIS (PSICÓLOGOS INFANTIS)

Não sou psicólogo nem psiquiatra infantil e não me atreveria a dar conselhos aos pais por essa perspectiva. Quando os pais estão tendo dificuldade para conversar com seus filhos sobre certos assuntos, sobre possíveis danos ou determinados problemas associados à internet ou à outra questão qualquer relacionada ao tema, sempre há motivos para ignorar o problema. Muitos profissionais podem ajudar, por exemplo, policiais, pedagogos (da própria escola), assistentes sociais, a família, os amigos e, sim, psicólogos e psiquiatras infantis. A internet pode ser um grande recurso quando estiver procurando ajuda. Use a internet e consiga ajuda de um profissional caso perceber que seu filho está saindo da linha, está tendo algum comportamento que o leve ao risco, não está ouvindo ou ainda que está se comportando de modo inconsistente ou suspeito.

Pedi ao Dr. Sam Hackworth, psicólogo e CEO/fundador do AskChildPsychologist.com, mais alguns conselhos sobre como lidar com crianças de várias idades nos dias de hoje. Oferecemos as seguintes perguntas e respostas para que os pais tenham mais informações e conselhos sobre o assunto da parte de um profissional.

Pergunta 1: Até que ponto as crianças conseguem entender os riscos que espreitam na internet (predadores sexuais, pornografia gráfica, materiais de incentivo ao ódio, violência, rapto etc.) com relação às várias faixas etárias (8-11, 12-14 e 15-18)?

Dr. Hackworth: Crianças de 8 a 11 anos: muito pouca compreensão dos riscos *on-line*, muito pouco conhecimento sobre o assunto. Crianças de

12 a 14 anos: muito ingênuas e com compreensão muito limitada ainda. Jovens de 15 a 18 anos: compreensão bem limitada, ainda com muita ingenuidade e com a tendência a "esquecer" os riscos impulsivamente.

P2: Por quê?

Dr. Hackworth: O grupo mais jovem, de 8 a 11 anos, normalmente não pensa mesmo sobre o que ocorre na internet; para eles, só existe aquilo que é exibido na tela, aquilo que está bem diante dos seus olhos. Predadores ou criminosos anônimos, na rua ou em outros lugares, em geral não passariam pela sua cabeça a menos que os pais ou os meios de comunicação lhes dissessem sobre tais possibilidades – mesmo assim, duvido que essa faixa etária "se lembraria" dos riscos sem que fossem constantemente relembrados. O grupo de 12 a 14 anos, em minha experiência clínica, mal compreende tudo isso. Esse é o grupo que mais fala sobre os riscos e parece conhecer alguns exemplos reais de coisas que saíram erradas, mas são os mais ingênuos e acham que nada poderia lhes acontecer. São também os que mais facilmente esquecem os princípios básicos de segurança, oferecendo informações pessoais a torto e a direito. O grupo de 15 a 18, de fato, tende a compreender os riscos num nível mais confortante, mas mesmo assim, isso varia muito entre os adolescentes. Alguns nesta faixa etária estão alertas e são relativamente maduros, e tentam se proteger; outros de modo sistemático atuam exatamente como os jovens de 12 a 14 anos – com muita ingenuidade e imaturidade. Em minha experiência, se alguém, de algum modo, sentir muita atração ou demonstrar muito interesse num determinado subgrupo de adolescentes, então essa parcela vai "pisar na bola" e, mais cedo ou mais tarde, vai fazer alguma bobagem na internet.

P3: Se uma criança for física ou emocionalmente prejudicada como resultado de um evento relacionado à internet, quanto tempo leva para ela se recuperar?

Dr. Hackworth: Isso depende muito de diversas variáveis. Pode levar pouco tempo, como pode levar anos. Se tiver sido algo cara a cara e envolver alguma coisa física, pode levar anos.

P4: Na sua opinião, muitos dos crimes cometidos contra crianças na internet podem ser evitados?
Dr. Hackworth: Sim.

P5: De que forma?

Dr. Hackworth: Com os pais educando e reeducando seus filhos sem parar sobre os riscos e sobre como ficar mais seguro. E ainda monitorando o que seus filhos estão fazendo e perguntando sobre suas experiências e contatos na internet. Uma das grandes coisas que acho que os pais podem fazer é sempre dizer em casa que qualquer um está sujeito a qualquer coisa na internet, no telefone etc. e que seus filhos deveriam acreditar que tudo é possível. É bom sempre lembrá-los de que baixar a guarda seria como rotineiramente esquecer de trancar as portas de casa. Acho que sabem que, em algum lugar no mundo, há muitas pessoas que estariam prontas para agir e cometer atos criminosos caso tivessem a oportunidade.

P5: Que recomendações o senhor daria aos pais sobre como conversar com os filhos sobre os riscos de usar a internet?

Dr. Hackworth: (1) Até mesmo a criança ou o adolescente mais honesto, responsável e maduro precisa ser instruído claramente sobre o uso da internet. Diga-lhes com exatidão o que espera deles e quais serão as consequências daquilo que fizerem ou não. (2) Seja direto e franco sobre os riscos e perigos de se expor ao mundo pela internet. Quanto mais velhos ficarem, menor será o beneficio se ficarmos medindo as palavras. (3) Ensine seus filhos a não pressuporem nada na internet – que se lembrem de que qualquer um, sobretudo quem eles (e você) não conhecem, é capaz de qualquer coisa. (4) Converse com eles com regularidade e com frequência, tendo em mente que, desde o ensino fundamental 1 até o ensino médio, um pouquinho de repetição é necessário para se aprender as coisas. (5) Deixe bem claro que podem conversar com você sobre qualquer coisa em qualquer momento.[3]

RECOMENDAÇÕES

Os pais de hoje podem fazer a diferença na vida de seus filhos e aumentar sua segurança se fizerem um pouquinho de esforço. Alguns adultos têm medo da tecnologia, e muitos simplesmente não sabem o que fazer para deixar a internet mais segura para os filhos. Este livro oferece a pais e professores ferramentas e um guia para que consigam fazer a coisa certa.

Ofereço o Guia de Segurança Smith (Figura 11.1), abordagem de oito etapas para tornar as atividades de seus filhos na internet divertidas, educacionais e seguras. O guia resume algumas das principais etapas e recomendações apresentadas neste livro. Pais e responsáveis pelas crianças que seguirem as instruções e as recomendações mais detalhadas por idade em cada capítulo reduzirão amplamente o risco de dano às suas crianças. Encerro o livro com as seguintes recomendações:

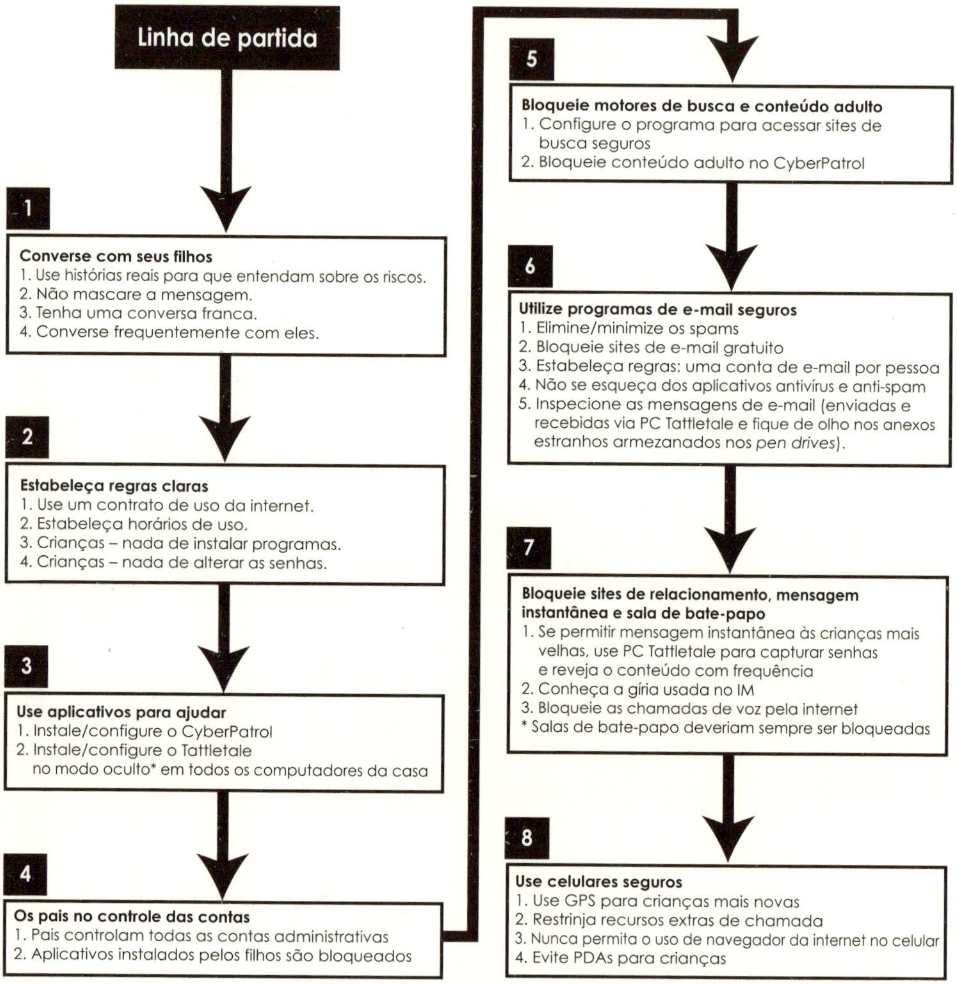

Figura 11.1 O Guia de Segurança Smith

- Não perca mais tempo e aprenda as noções básicas sobre a internet e sobre as tecnologias a ela relacionadas, além disso, fique atualizado, uma vez que a tecnologia está sempre mudando. Trate o seu conhecimento em internet como um emprego – você sempre precisa aprender algo novo para ficar à frente e manter-se competitivo.

- Siga o guia apresentado neste livro. Devido aos tipos de tecnologia recomendada, é muito fácil você seguir as etapas, e isso manterá seus filhos mais seguros.
- Seja um pai ou uma mãe especialista em tecnologia. Não ache desculpas quando o assunto é deixar seus filhos seguros na internet.
- A internet é sem dúvida um grande lugar para as crianças, mas nem sempre seguro. Não deixe que andem por aí sem controle. Mostre com clareza o que espera delas e use um contrato de uso da internet para selar o acordo referente ao que seja um comportamento aceitável e não aceitável.
- Estabeleça horários em que seus filhos possam usar a internet. Fique de olho quando permanecerem tempo demais na frente do computador à noite. Pode ser um sinal de que estejam conversando com estranhos ou acessando conteúdo e ferramentas que não deveriam.
- Use aplicativos para ajudar na proteção de seus filhos internautas. Os pais com certeza não conseguirão protegê-los se não contarem com a ajuda de programas como o CyberPatrol e o PC Tattletale. Tais programas têm como objetivo tornar a proteção mais fácil, sobretudo quando utilizados em conjunto.
- Não prive seus filhos totalmente da internet. Se usada com zelo, pode ser um grande recurso.
- Educar seus filhos é mais do que simplesmente falar sobre como protegê-los contra os riscos da internet. Educar significa ensiná-los sobre fatos, materiais e lições de vida úteis. Para tanto, a tecnologia e a internet podem ser uma importante ferramenta. Não deixe que a educação de seus filhos fique ao encargo dos professores apenas. Os educadores são importantes, mas no final do dia, é tarefa dos pais criar seus filhos num ambiente seguro e instrutivo.
- Se ficar sabendo ou desconfiar que seu filho tenha sido lesado ou abusado como resultado do uso da internet, procure a ajuda de um profissional. Eis aqui alguns números importantes nos Estados Unidos:

1. Childhelp USA National Hotline (800) 4-A-CHILD (TDD 800-2-A-CHILD)
2. National Center for Missing and Exploited Children, (800) 843-5678 (TDD 800-826-7653)
3. National Children's Alliance, (800) 239-0050

- Desistir, jamais.

Notas

Capítulo 1

1. DP-1, Profile of General Demographic Characteristics: 2000, U.U. Census, disponível *on-line* em factfinder.census.gov (Acesso em 28/8/06).
2. Ibid.
3. Teen Internet Safety Study, Cox Communications and NCMEC, disponível *on-line* em www.netsmartz.org/safety/statistics.htm (Acesso em 24/7/06).
4. Ibid.
5. Ibid.
6. Ibid.
7. "ARPA-DARPA: The History of the Name", U.S Defense Advanced Research Projects Agency, disponível *on-line* em www.darpa.mil/body/arpa_darpa.hatml (Acesso em 28/8/06).
8. Ibid.
9. "A Brief History of the Internet", *Internet society*, disponível *on-line* em www.isoc.org/internet/history/brief.shtml (Acesso em 28/8/06).
10. Ibid.
11. Ibid.
12. Ibid.
13. Ibid.
14. Ibid.
15. Ibid.
16. Ibid.
17. Wayne Rash, "Net Neutrality Advocates Face Off", *eWeek Magazine* (July 24, 2006), p. 20.
18. Kim Hart, "Center Opens to Train New Web Protocol Users", *Washington Post*, September 14, 2006, p. D4.
19. Ibid.
20. "Commodity Computing", Wikipedia, disponível *on-line* em en.wikipedia.org/wiki/Commodity_computing (Acesso em 4/9/06).
21. Ibid.
22. "Computer History: History of Microsoft Windows", ComputerHope, disponível *on-line* at www.computerhope.com/history/windows.htm (Acesso em 4/9/06).
23. Ibid.
24. "What Are CERN's Greatest Achievements: History of the WWW". CERN, disponível *on-line* em public.web.cern.ch/pyblic/Content/Chapters/AboutCERN/Achievements/WorldWideWeb/WebHistory/WebHistory-en.html (Acesso em 4/9/06).
25. "The History of HTML", About, disponível *on-line* em inventors.about.com/library/inventors/blhtml.htm (Acesso em 4/9/06).
26. "Web Inventor Wins $1.23 Million Award", MSNBC, disponível *on-line* em msnbc.msn.com/id/4744554 (Acesso em 04/09/06).
27. "What Are CERN's Greatest Achievements."

28. Ibid.
29. Ibid.
30. Ibid.
31. Ibid.
32. "Happy Birthday, Altavista!" Search EngineWatch.com (December 18, 2002), disponível *on-line* em searchenginewatch.com/showPage.html?page=2161421 (Acesso em 11/9/06).
33. Company overview, Google, disponível *on-line* em www.google.com/intl/en/corporate/index.html (Acesso em 11/9/06).
34. Company profile, Research in Motion, disponível *on-line* em www.rim.com/com/pany/index.shtml (Acesso em 11/9/06).
35. "Neutral Net: A Battle for Control of the Web", *Wall Street Journal*, June 24-25, 2006, p. A9.
36. "Worldwide Internet Users Top 1 Billion in 2005", Computer Industry Almanac, disponível *on-line* em www.c-i-a.com/pr0106htm (Acesso em 11/9/06).
37. Ibid.
38. Ibid.
39. Pam Tobey, "Trend Lines: Digital Divide", *Washington Post*, September 10, 2006, p. A2.
40. Ibid.
41. Ibid.

Capítulo 3

1. Amanda Lenhart, Mary Madden, Lee Rainie, Pew Internet and America Life Project, *Teens and Internet-Finding Submitted to the House Subcommittee on Telecommunication and the Internet*, July 11, 2006, p 2. www.pewinternet.org.
2. Ibid., p. 5.
3. Ibid.
4. Ibid.
5. Ibid., p. 2.
6. "125 Arrested in Child Porn Roundup", CNN.com, disponível *on-line* em www.cnn.com/2006/US/10/18/child.porn/index.html (Acesso em 19/10/06).
7. Ibid.
8. Ibid.
9. Ibid.
10. "A Secret Life", *Newsweek* (16/10/06), p. 33.
11. Ibid.
12. Ibid.
13. Ibid.
14. Ibid., p. 34.
15. "Ads to Warn Teens about Web Crimes", *USA Today*, August 22, 2006, p. 5A.
16. Ibid.
17. Dana Bash, "Congressman Quits after Messages Sent to Teens Found", CNN.com, September 30, 2006, disponível *on-line* em www.cnn.com/2006/POLITICS/09/29/congressman.e.mails/index.html (Acesso em 1/10/06).
18. Amy Satkofsky, "In the web", Pennlive.com, *Express-Times*, February 25, 2004, disponível *on-line* em www.pennlive.com/specialprojects/expresstimes/index.ssf?/news/expresstimes/stories/molesters4_mainbar.html (Acesso em 29/11/06).
19. Excerpts from Panorama BBC1, Canadian Children Rights Council, October 6, 1997, disponível *on-line* em www.canadiancrc.com/female_sexual_predators_awareness.htm (Acesso em 30/11/06).
20. Frederick Mathews, "The Invisible Boy: Revisioning the Victimization of Male Children and Teens 1996", 1996, disponível *on-line* em www.canadiancrc.com/The_invisible_Boy_Report.htm (Acesso em 30/11/06).

21. Ibid.
22. "The Ultimate Taboo: Child Sexual Abuse by Women", BBC World Service, October 6, 1997, disponível *on-line* em www.canadiancrc.com/articles/BBC_Child_Sexual_Abuse_by_Women_06OCT97.htm (Acesso em 30/11/06).
23. Satkofsky, "In the Web".
24. "Sexual Abuse of Children", Prevent Child Abuse, disponível *on-line* em www.ridalaskaofchildabuse.org/PCAA_CSA.html (Acesso em 30/11/06).
25. Senator Leo T. Foley, "S.F. No. 2873 – Solicitation of a Child to Engage in Sexual Conduct", State of Minnesota Senate, February 23, 200, disponível *on-line* em www.senate.leg.state.mn.us/departments/scr/billsumm/1999-2000/SF2873.HTM (Acesso em 30/11/06).
26. Jen Stadler, "Online Child Molesters", Netsmartz, disponível *on-line* em www.netsmartz.org./news/online-molesters.htm (Acesso em 20/11/06).
27. "About Us", Netsmartz Workshop, disponível *on-line* em www.netsmartz.org/overview/aboutus.htm (Acesso em 2/12/06).
28. "Statistics-Teen Internet Safety Study", Netsmartz, disponível *on-line* em www.netsmartz.org/safety/statistics.htm (Acesso em 24/7/06).
29. "National Mandate and Mission", National Center for Missing and Exploited Children, disponível *on-line* em www.missingkids.com/missingkids/servlet/PageServlet?LanguageCountry=en_US&PageId=1866 (Acesso em 3/12/06).
30. Ibid.
31. David Dinkelhor, Kimberly J. Mitchell, and Janis Wolak, "Online Victimization: A Report on the Nation's Youth", National Center for Missing and Exploited Children, June 2000, p. 9, 15, and 16.
32. Ibid.
33. Kimberly Mitchell, David Finkelhor, and Janis Wolak, "The Exposure of Youth to Unwanted Sexual Material on the Internet: A National Survey of Risk, Impact, and Prevention", *Youth & Society*, 2003, 34(3): 330-58, disponível *on-line* em www.unh.edu/ccrc/pdf/Exposure_ris.pdf (Acesso em 12/9/06).
34. Ketchum Global Research Network, "Parents' Internet Monitoring Study", National Center for Missing and Exploited Children, Cox Communications, and Netsmartz, 2005, disponível *on-line* em www.netsmartz.org/pdf/takechargestudy.pdf (Acesso em 18/12/06).
35. Children's Online Privacy Protection Act of 1998, U.S.Federal Trade Commission, 1998, disponível *on-line* em www.ftc.gov/ogc/coppa1.htm (Acesso em 8/9/06).
36. Children's Internet Protection Act, U.S. Federal Communications Commission, 2000, disponível *on-line* em www.fcc.gov/cgb/consumerfacts/cipa.html (Acesso em 18/12/06).

Capítulo 4

1. Amy Satkofsky, "Technology Provides Anonymous Access to Children", *Express-times* (February 25, 2004), disponível *on-line* em www.pennlive.com/specialprojects/espresstimes/index.ssf?/news/expresstimes/stories/molesters4_mainbar.html (Acesso em 20/11/06).
2. Ibid.
3. "Kacie René Woody", Kacie Woody Foundation, disponível *on-line* em home.alltel.net/rkw/kaciewoody_a.hatml (Acesso em 20/11/06).

4. Ibid.
5. Ibid.
6. Christine Loftus, "Teen Murdered by Man She Met in Chatroom", Netsmartz, disponível *on-line* em www.netsmartz.org/news/dec02-02.htm (Acesso em 20/11/06)
7. "Kacie René Woody."
8. Ibid.
9. "Help to Halt Online Predators", Cbs News, May 8, 2003, disponível *on-line* em www.cbsnews.com/stories/2003/05/07/earlyshow/living/parenting/main552841.shtml (Acesso em 20/11/06).
10. Ibid.
11. Ibid.
12. Jen Stadler, "Online Child Molesters", Netsmartz, disponível *on-line* em www.netsmartz.org/news/onlinemolesters.htm (Acesso em 20/11/06).
13. Ibid.
14. Christine Loftus, "12-Years-Old Girl Back Home after Ordeal", Netsmartz, disponível *on-line* em www.netsmartz.org/news/jul03-03.htm (Acesso em 20/11/06).
15. Ibid.
16. Ibid.
17. Ibid.
18. Ibid.
19. Ibid.
20. Stadler, "Online Child Molesters".
21. Ibid.
22. Ibid.
23. Ibid.
24. Ibid.
25. "Three Arrested in Internet Kidnapping, Assault Case", USAToday.com, August 14, 2001, disponível *on-line* em www.usatoday.com/news/nation/2001/08/14/netcrime.htm (Acesso em 20/11/06).
26. Ibid.
27. Ibid.
28. Ibid.
29. "Life Jail for Minister Who Lured Boys via Internet", *The News* (Portsmouth,UK), July 28, 2006, disponível *on-line* em www.portsmouthtoday.co.uk/ViewArticle2.aspx?SectionID=455&ArticleID=166093 (Acesso em 22/11/06).
30. Ibid.
31. Ibid.
32. Ibid.
33. Ibid.
34. Hilary Hylton, "Another Suit in the Myspace Case?" Time.com, June 22, 2006, disponível *on-line* em www.time.com/time/nation/article/0,8599,1207043,00.html (Acesso em 22/11/06).
35. Ibid.
36. Ibid.
37. Ibid.
38. "Man Indicted for Having Sex with Two Boys He Met on the Internet", *Daily news Journal*, July 14, 2006, disponível *on-line* em http://observer.guardian.co.uk/world/story/0,,1833433,00.htm (Acesso em 30/7/06).
39. "Police Uncover the Depraved World of Supalover666", Buzzle, disponível *on-line* em www.buzzle.com/editorials/7-29-2006-103877.asp (Acesso em 27/11/06).
40. Ibid.
41. Ibid.
42. Ibid.
43. Ibid.
44. Ibid.
45. Ibid
46. Ibid.
47. Ibid.
48. Ibid.
49. Ibid.
50. "Child Rape Suspect Used Internet to Lure Girls", *The Local-Sweden's News in English*, March 29, 2006, disponível

on-line em www.thelocal.se/article.php?ID=3408&date=20060329 (Acesso em 27/11/06).
51. Ibid.
52. Ibid.
53. Ibid.
54. Wendy Leonard, "Man Charged with Rape of Child", *Deseret News*, *Utah News*, April 11, 2006, disponível *on-line* em deseretnews.com/dn/view/0,1249,635198653,00.html (Acesso em 27/11/06).
55. Ibid.
56. Wendy Leonard, "Orem Man Admits to Phone Porn", *Deseret News*, *Utah News*, April 28, 2006, disponível *on-line* em deseretnews.com/dn/view/0,1249,635203179,00.html (Acesso em 27/11/06).
57. Ibid.
58. Ibid.
59. Eliza Barlow, "Break Came from Two Girls", *Edmonton Sun*, July 29, 2006, disponível *on-line* em www.edmontonsun.com/News/Edmonton/2006/07/29/1708968-sun.html (Acesso em 27/11/06).
60. Ibid.
61. Ibid.
62. Ibid.
63. Ibid.
64. Leila Fujimori, "Police Arrest Man Found in Teen's Bed", StarBulletin (Honolulu), February 15, 2006, disponível *on-line* em starbulletin.com/2006/02/15/news/story05.html (Acesso em 27/11/06).
65. Ibid.
66. Ibid.
67. "Waikiki Man Arrested for Allegedly Sexually Assaulting Teen Girl", KHNL, March 14, 2006, disponível *on-line* em www.khnl.com/Global/story.asp?S=4627504 (Acesso em 27/11/06).
68. Ibid.
69. Ibid.
70. Ibid.
71. "Internet Predator Sentenced for Seducing League City Girl", KHOU, August 4, 2006, disponível *on-line* em www.khou.com/news/local/galveston/stories/khou060804_mh_minor-sexsentence.21ba6de.html (Acesso em 27/11/06).
72. Ibid.
73. Ibid.
74. "RadioShack Director Quits; Faces Child Porn Charges", CNNMoney.com, November 2, 2006, disponível *on-line* em money.cnn.com/2006/11/02/news/companies/bc.retail.radioshack.reut/index.htm (Acesso em 3/11/06).
75. Tony Blais, "Mother Pleads Guilty for Molesting Son for Master", *Ottawa Sun*, May 2, 2006, disponível *on-line* em www.canadiancrc.com/articles/Ottawa_Sun_Mother_guilty_molesting%20_son_02MAY06.htm (Acesso em 30/11/06).
76. Ibid.
77. Ibid.

Capítulo 5

1. Jonathan Zittrain, "Can the Internet Survive Filtering?" CNET News, July 23, 2002, disponível *on-line* em news.com.com/2102-1071_3-945690.html?tag=st.util.print (Acesso em 8/11/06).
2. Ibid.
3. "Government Study: Web 1 Percent Porn", CNN.com, November 16, 2006, disponível *on-line* em http://www.forumopolis.com/showthread.php?t=37593 (Acesso em 16/11/06).
4. Ibid.
5. Ibid.
6. Ibid.
7. Ibid.
8. Jessica E. Vascellaro and Anjali

Athavaley, "Foley Scandal Turns Parents into Web Sleuths", *Wall Street Journal*, October 18, 2006, p. D1.
9. "Government Study: Web 1 Percent Porn."

Capítulo 6

1. "Web Reaches New Milestone: 100 Million Sites", CNN.com, November 1, 2006, disponível *on-line* em www.cnn.com/2006/TECH/internet/11/01/100millionwebsites/index.html (Acesso em 1/11/06).
2. Ibid
3. Ibid.
4. Ibid.
5. "Why on Earth Does the World Need Another Search Engine", *Wall Street Journal*, October 27, 2006, p. B3.
6. "Harvard Criticizes Google's Adult Content Filter", Search Engine Watch, April 16, 2006, disponível *on-line* em searchenginewatch.com/showPage.html?page=2191611 (Acesso em 3/10/06).
7. Danny Sullivan, "Hitwise Search Engine Ratings", Search Engine Watch, August 23, 2006, disponível *on-line* em searchenginewatch.com/showPage.html?page=3099931 (Acesso em 2/1/07).
8. Danny Sullivan, "Search Engine Sizes", Search Engine Watch, January 20, 2005, disponível *on-line* em searchenginewatch.com/showPage.html?page=2156481 (Acesso em 2/1/07).
9. Ibid.
10. Ibid.
11. Danny Sullivan, "Kids Search Engines", Search Engine Watch, April 4, 2005, disponível *on-line* em searchenginewacth.com/showPage.html?page=2156191 (Acesso em 3/10/07).
12. Ibid.
13. Testimony of Dr. Mary Anne Layden, "The Science Behind Pornography Addition", U.S. Senate Hearings, Science, Technology, and Space hearing, November 18, 2004, disponível *on-line* em commerce.senate.gov/hearing/testimony.cfm?id=1343&wit_id=3912 (Acesso em 1/1/07).
14. Ibid.
15. Ibid.
16. Ibid.
17. Ibid.
18. "Teen Testimonials on Internet Porn and Recovery", Protect Kids, disponível *on-line* em www.protectkids.com/effects/teetestimonials.htm (Acesso em 11/1/07).
19. Ibid.
20. Ibid.
21. Yuki Noguchi, "Xanga to Pay $1 Million in Children's Privacy Case", *Washington Post*, September 8, 2006, p. D5.
22. Amanda Lenhart and Susannah Fox, "A Blogger Portrait", Pew Research Center, July 19, 2006, disponível *on-line* em pewresearch.org/pubs/236/a-blogger-portrait (Acesso em 5/11/06).
23. Ibid.
24. Ibid.
25. Vauhini Vara, "Myspace Has Large Circle of Friends, But Rivals' Cliques Are Growing Too", *Wall Street Journal*, October 2, 2006, p. B1.
26. Ibid.
27. "Facebook to Open Its Membership Eligibility", *Wall Street Journal*, September 13, 2006, p.D4.
28. "Networking Sites Fight for Fickle Teen Users", *Washington Post*, October 29, 2006, p. A11.
29. Steve Israel, "Strangers in Myspace", Recordonline, February 12, 2006, disponível *on-line* em achive.recor-

donline.com/archive/2006/02/12/myspace.html (Acesso em 9/1/07).

30. Ibid.
31. "Fear and Loathing on Myspace", *Washington Post*, June 27, 2006, disponível *on-line* em www.washingtonpost.com/wp-dyn/content/article/2006/06/27/AR2006062700709.html (Acesso em 21/7/06).
32. Ibid.
33. "NJ Students Suspended over Web Postings", 1010wins, disponível *on--line* em www.1010wins.com/pages/24851.php? (Acesso em 29/1/07).
34. Ibid.
35. May Wong, "Online Video Boom Raises Risks, Concerns", *Washington Post*, July 9, 2006, disponível *online* em www.washingtonpost.com/wp-dyn/content/article/2006/07/09/AR2006070900346.HTML (Acesso em 21/7/06).
36. Ibid.
37. Ibid.
38. "YouTube Blocked in Much of Brazil", CNN.com, January 8, 2007, disponível *on-line* em cnn.com/2007/WORLD/americas/01/08/youtube.brazil.ap/index.html (Acesso em 9/1/07).
39. Ibid.

Capítulo 7

1. Heinz Tschabitscher, "Top 10 Free Email Services", About, disponível *on-line* em email.about.com/cs/freemailreviews/tp/free_email.htm (Acesso em 11/1/07).
2. "Types of Email Service", Emailaddresses, disponível *on-line* em www.emailaddresses.com/guide_types.htm (Acesso em 11/1/07).
3. Heinz Tschabitscher, "Top 10 Free Email Programs for Windows", About, disponível *on-line* em email.about.com/od/windowsemailclients/tp/free_email_prog.htm (Acesso em 11/1/07).
4. Resource Center, Postini.com, disponível *on-line* em www.postini.com/stats (Acesso em 11/1/07).
5. Ibid.
6. Ibid.
7. Ibid.

Capítulo 9

1. "By the Numbers", *eWeek Magazine*, February 5, 2007, p. 31.
2. Tracy V. Wilson, "How GPS Phones Work", HowStuffWorks, disponível *on-line* em eletronics.howstuffworks.com/gps-phone.htm (Acesso em 9/2/07).
3. Ibid.
4. Ibid.
5. Rob Pegoraro, "Watch Out, Kids: With GPS Phones, Big Mother Is Watching", *Washington Post*, April 19, 2006, p. D1, disponível *online* em www.washingtonpost.com/wpdyn/content/article/2006/04/18/AR2006041801604.html (Acesso em 9/2/07).
6. Wilson, "How GPS Phones Work".
7. Ibid.
8. Ibid.
9. Ibid.
10. WatchZone Web site, disponível *online* em www.watchzone.com/cgi-bin/watchzone.filereader?45cfd6db00046c1c27430a801252064a+EN/catalogs/3412 (Acesso em 11/2/07).
11. Ibid.
12. "Learn Kids Codes for Instant Messages", Wesh, May 5, 2006, disponível *on-line* em www.wesh.com/print/4454738/detail.html (Acesso em 27/10/06).

Capítulo 10

1. Susan Crawford, citado em "Imagining the Internet: A History and Forecast", Elon University/Pew Internet Project, 2004 Survey, Prediction on Social Networks, disponível *on-line* em www.elon.edu/eweb/predictions/expertsurveys/2004_socialnetworks.xhtml (Acesso em 12/2/07).
2. "Imagining the Internet".
3. Dr. William Webb, "Predictions for the Mobile Future", BBCNews, January 10, 2007, disponível *on-line* em news.bbc.co.uk/1/hi/technology/6232243.stm (Acesso em 25/1/07).
4. A Halavais, citado em "Imagining the Internet".
5. "Imagining the Internet".

Capítulo 11

1. "10 Tips for Talking with Kids about Tough Issues", Talk with Your Kids, disponível *on-line* em www.talkingwithkids.org/first.html (Acesso em 13/2/07).
2. Ibid.
3. Entrevista com o Dr. Sam Hackworth, 22/1/07, conclusão de uma pesquisa.

Referências

Artigos de Revistas
"A Secret Life", *Newsweek* (16/10/06), p. 33-34.

"By the Numbers", *eWeek Magazine* (February 5, 2007), p. 31.

Finkelhor, David, Kimberly J. Mitchell, and Janis Wolak. "Online Victimization: A Report on the Nation's Youth", National Center for Missing and Exploited Children, June 2000.

Lenhart, Amanda, Mary Madden, and Lee Rainie. Pew Internet and American Life Project, *Teens and the Internet-Findings Submitted to the House Subcommittee on telecommunications and the Internet*, July 11, 2006, p. 2-5.

Rash, Wayne. "Net Neutrality Advocates Face Off", *eWeek Magazine* (July 24, 2006), p. 20.

Artigos de Jornais
"Ads to Warn Teens about Web Crimes", USA *Today,* August 22, 2006, p. 5A.

"Facebook to Open Its Membership Eligibility", *Wall Street Journal*, September 13, 2006, p. D4.

Hart, Kim. "Center Opens to Train New Web Protocol Users", *Washington Post*, September 14, 2006, p. D4.

"Networking Sites Fight for Fickle Teen Users", *Washington Post*, October 29, 2006, p. A11.

"Neutral Net: A Battle for Control of the Web", *Wall Street Journal*, June 24-25, 2006, p. A9.

Noguchi, Yuki. "Xanga to Pay $1 Million in Children's Privacy Case", *Washington Post*, September 8, 2006, p. D5.

Tobey, Pam. "Trend Lines: Digital Divide," *Washington Post*, 10/9/06, p. A2.
Vara, Vauhini. "MySpace Has Large Circle of Friends, But Rivals' Cliques Are Growing Too", *Wall Street Journal*, October 2, 2006, p. B1.

Vascellaro, Jessica E. and Anjali Athavaley. "Foley Scandal Turns Parents Into Web Sleuths", *Wall Street Journal*, October 18, 2006, p. D1.

"Why on Earth does the World Need Another Search Engine", *Wall Street Journal,* October 27, 2006, p. B3.

Entrevistas
Entrevista com o Dr. Sam Hackworth, 22/1/07, conclusão de uma pesquisa.

Pesquisa na rede com pais sobre como protegem seus filhos *on-line*; 100 pesquisas realizadas e usadas na análise. Pesquisa desenvolvida pelo autor em 1/9/06.

Artigos da Web
"10 Tips for Talking with Kids about Tough Issues", Talking With Kids, available online at www.talkingwithkids.org/first.html (Acesso em 13/2/07).

"125 Arrested in Child Porn Roundup", CNN, available online at www.cnn.com/2006/US/10/18/child.porn/index.html (Acesso em 19/10/06).

"A Brief History of the Internet", Internet Society, available online at www.isoc.org/internet/history/brief.shtml (Acesso em 28/8/06).

"About Us", Netsmartz Workshop, available online at www.netsmartz.org/overview/aboutus.htm (Acesso em 2/12/06).

Barlow, Eliza. "Break Came from Two Girls", *Edmonton Sun*, July 29, 2006, available online at www.edmontonsun.com/News/Edmonton/2006/07/29/1708968-sun.html (Acesso em 27/11/06).

Bash, Dana. "Congressman Quits after Messages Sent to Teens Found", CNN, September 30, 2006, available online at www.cnn.com/2006/POLITICS/09/29/congressman.e.mails/index.html (Acesso em 1/10/06).

Blais, Tony. "Mother Pleads Guilty for Molesting Son for Master". *Ottawa Sun*, May 2, 2006, available online at www.canadiancrc.com/articles/Ottawa_Sun_Mother_guilty_molesting%20_son_02MAY06.htm (Acesso em 30/11/06).

"Child Rape Suspect Used Internet to Lure Girls", *The Local*—Sweden's News in English, March 29, 2006, available online at www.thelocal.se/article.php?ID=3408&date=20060329 (Acesso em 27/11/06).

"Children's Internet Protection Act", U.S Federal Communications Commission, 2000, available online at www.fcc.gov/cgb/consumerfacts/cipa.html (Acesso em 18/12/06).
"Children's Online Privacy Protection Act of 1998", U.S Federal Trade Commission, 1998, available online at www.ftc.gov/ogc/coppa1.htm (Acesso em 8/9/06).

"Commodity Computing", Wikipedia, available online at en.wikipedia.org/wiki/Commodity_computing (Acesso em 4/9/06).

"Computer History: History of Microsoft Windows", Computer Hope, available online at www.computerhope.com/history/windows.htm (Acesso em 4/9/06).

Excerpts from Panorama BBC1, Canadian Children Rights Council, October 6, 1997, available online at www.canadiancrc.com/female_sexual_predators_awareness.htm (Acesso em 30/11/06).

"Fear and Loathing on MySpace", *Washington Post*, June 27, 2006, available online at www.washingtonpost.com/wp-dyn/content/article/2006/06/27/AR2006062700709_2.html (Acesso em 21/7/06).

Foley, Senator Leo T. "S.F. Nº. 2873-Solicitation of a Child to Engage in Sexual Conduct", State of Minnesota Senate, February 23, 2000, available online at www.senate.leg.state.mn.us/departments/scr/billsumm/1999-2000/SF2873.HTM (Acesso em 30/11/06).

Fujimori, Leila. "Police Arrest Man Found in Teen's Bed", *Star Bulletin*, February 15, 2006, available online at starbulletin.com/2006/02/15/news/story05.html (Acesso em 27/11/06).

“Government Study: Web 1 Percent Porn”, CNN.com, November 16, 2006, available online at www.cnn.com/2006/TECH/internet/11/15/internet.blocking.ap/index.html (Acesso em 16/11/06).

“Happy Birthday, Altavista!”, Search Engine Watch, December 18, 2002, available online at searchenginewatch.com/showPage.html?page=2161421 (Acesso em 11/9/06).

“Havard Criticizes Google’s Adult Content Filter”, Search Engine Watch, April 16, 2006, available online at earchenginewatch.com/showPage.html?page=2191611 (Acesso em 3/10/06).

“Help to Halt Online Predators”, CBS News, May 8, 2003, available online at www.cbsnews.com/stories/2003/05/07/earlyshow/living/parenting/main552841.shtml (Acesso em 20/11/06).

“The History of HTML”, About, available online at inventors.about.com/library/inventors/blhtml.htm (Acesso em 4/9/06).

Hylton, Hilary. “Another Suit in the MySpace Case”, Time.com, June 22, 2006, available online at www.time.com/time/nation/article/0,8599,1207043,00.html (Acesso em 22/11/06).

“Imagining the Internet: A History and Forecast”, Elon University/Pew Internet Project, The 2004 Survey. Prediction on social networks available online at www.elon.edu/-web/predictions/expertsurveys/2004_socialnetworks.xhtml; Prediction on families available online at www.elon.edu/e-eb/predictions/expertsurveys/2004_families.xhtml; Prediction about how people go online available online at www.elon.edu/e-web/predictions/expertsurveys/2004_online.xhtml; Prediction on network infrastructure available online at www.elon.edu/predictions/q9.aspx (Acesso em 12/2/07).

“Internet Predator Sentenced for Seducing League City Girl”, KHOU, August 4, 2006, available online at www.khou.com/news/local/galveston/stories/khou060804_mh_minorsexsentence.21ba6de.html (Acesso em 27/11/06).

Israel, Steve. “Strangers in MySpace”, Recordonline, February 12, 2006, available online at archive.recordonline.com/archive/2006/02/12/myspace.html (Acesso em 9/1/07).

“Learn Kids Codes for Instant Messages”, Wesh, May 5, 2006, available online at www.wesh.com/print/4454738/detail.html (Acesso em 27/10/06).

Lenhart, Amanda and Susannah Fox. “A Blogger Portrait”, Pew Research Center, July 19, 2006, available online at pewresearch.org/reports/?ReportID=36 (Acesso em 5/11/06).

Leonard, Wendy. “Man Changed with Rape of Child”, *Desert News*, *Utah News*, April 11, 2006, available online at deseretnews.com/dn/view/0,1249,635198653,00.html (Acesso em 27/11/06).

Leonard Wendy. “Orem man admits to phone porn”, *Desert News*, *Utah News*, April 28, 2006, available online at deseretnews.com/dn/view/0,1249,635203179,00.html (Acesso em 27/11/06).

“Life Jail for Minister Who Lured Boys via Internet”, *The News* (Portsmouth,

UK), July 28, 2006, available online at www.portsmouthtoday.co.uk/ViewArticle2.aspx?SectionID=455&ArticleID=1660093 (Acesso em 22/11/06).

Loftus, Christine. "12-Years-Old Girl Back Home after Ordeal", Netsmartz, available online at www.netsmartz.org/news/jul03-03.htm (Acesso em 20/11/06).

Loftus, Christine. "Teen Murdered by Man She Met in Chatroom", Netsmartz, available online at www.netsmartz.org/news/dec02-02.htm (Acesso em 20/11/06).

"Man Indicted for Having Sex with Two Boys He Met on the Internet", *Daily News* Journal, July 14, 2006, available online at dnj.midsouthnews.com/apps/pbcs.dll/article?AID=/20060714/NEWS01/60714002 (Acesso em 17/7/06).

Mathews, Frederick. "The Invisible Boy: Revisioning the Victimization of Male Children and Teens 1996", 1996, available online at www.canadiancrc.com/The_Invisible_Boy_Report.htm (Acesso em 30/11/06).

Mitchell, Kimberly, David Finkelhor, and Janis Wolak, "The Exposure of Youth to Unwanted Sexual Material on the Internet: A National Survey of Risk, Impact, and Prevention", *Youth & Society*, 2003, available online at www.unh.edu/ccrc/pdf/Exposure_risk.pdf (Acesso em 12/9/06).

"National Mandate and Mission", National Center for Missing and Exploited Children, available online at www.missingkids.com/missingkids/servlet/PageServlet?LanguageCountry=en_US&PageId=1866 (Acesso em, 3/12/06).
"NJ Students Suspended over Web Posting", 1010wins, available online at www.1010wins.com/pages/24851.php? (Acesso em 29/1/07).

"Online Victimization of Youth: Five Years Later", Cox Communications and NCMEC survey, available online at www.netsmartz.org/safety/statistics.htm (Acesso em 24/7/06).

"Parents' Internet Monitoring Study", National Center for Missing and Exploited Children and Cox Communications, 2005, available online at www.netsmartz.org/pdf/takechargestudy.pdf (Acesso em 18/12/06).

Pegoraro, Rob. "Watch Out, Kids: With GPS Phones, Big Mother Is Watching", *Washington Post*, April 19, 2006, available online at www.washingtonpost.com/wp-dyn/content/article/2006/04/18/AR2006041801604.html (Acesso em 9/2/07).

"Police Uncover the Depraved World of Supalover666", Buzzle, available online at www.buzzle.com/editorials/7-29-2006-103877.asp (Acesso em 27/11/06).

"Profile of General Demographic Characteristic: 2000", U.S. Census, available online at factfinder.census.gov

"RadioShack Director Quits; Faces Child Porn Charges", CNNMoney.com, November 2, 2006, available online at money.cnn.com/2006/11/02/news/companies/bc.retail.radioshack.reut/index.htm (Acesso em 3/11/06).

Satkofsky, Amy. "In the Web", Pennlive, *Express-Times*, February 25, 2004, available online at www.pennlive.com/specialprojects/expresstimes/index.ssf?/news/expresstimes/stories/molesters4_

mainbar.html (Acesso em 29/11/06).
Satkofsky, Amy. "Technology Provides Anonymous Access to Children", *Express-Times,* February 25, 2004, available online at www.pennlive.com/specialprojects/expresstimes/index.ssf?/news/expresstimes/stories/molesters4_mainbar.html (Acesso em 20/11/06).

"The Science behind Pornography Addition", testimony of DR. Mary Anne Layden, U.S. Senate Hearing, Science, Technology, and Space hearing, November 18, 2004, available online at commerce.senate.gov/hearings/testimony.cfm?id=1343&wit_id=3912 (Acesso em 1/1/07).

"Sexual Abuse of Children", Prevent Child Abuse, available online at www.ridalaskaofchildabuse.org/PCAA_CSA.html (Acesso em 30/11/06).

Stadler, Jen. "Online Child Molesters", Netsmartz, available online at www.netsmartz.org/news/onlinemolesters.htm (Acesso em 20/11/06).

"Statistics-Teen Internet Safety Study", Netsmartz, available online at www.netsmartz.org/safety/statistic.htm (Acesso em 24/7/06).

Sullivan, Danny. "Hitwise Search Engine Ratings", Search Engine Watch, August 23, 2006, available online at searchenginewatch.com/showPage.html?page=3099931 (Acesso em 2/1/07).

Sullivan, Danny. "Kids Search Engines", Search Engine Watch, April 4, 2005, available online at searchenginewatch.com/showPage.html?page=2156191 (Acesso em 3/10/07).

Sullivan, Danny. "Search Engine Size", Search Engine Watch, January 20, 2005, available online at searchenginewatch.com/showPage.html?page=2156481 (Acesso em 2/1/07).

"Teen Testimonials on Internet Porn and Recovery", Protect Kids. Available online at www.protectkids.com/effects/teentestimonials.htm (Acesso em 11/1/07).

"Three Arrested in Internet Kidnapping, Assault Case", *USAToday*, August 14, 2001, available online at www.usatoday.com/news/nation/2001/08/14/netcrime.htm (Acesso em 20/11/06).

Tschabitscher, Heinz. "Top 10 Free Email Programs for Windows", About, available online at email.about.com/od/windowsemailclients/tp/free_email_prog.htm (Acesso em 11/1/07).

Tschabitscher, Heinz. "Top 10 Free Email Services", About, available online at email. About.com/cs/freemailreviews/tp/free_email.htm (Acesso em 11/1/07).

"Types of Email Servise", Emailaddresses, available online at www.emailaddresses.com/guide_types.htm (Acesso em 11/1/07).

"The Ultimate Taboo: Child Sexual Abuse by Women", BBC World Servise, October 6, 1997, available online at www.canadiancrc.com/articles/BBC_Child_sexual_abuse_by_women_06OCT97.htm (Acesso em 30/11/06).

"Waikiki Man Arrested for Allegedly Sexually Assaulting Teen Girl", KHNL, March 14, 2006, available online at www.khnl.com/Global/story.asp?S=4627504 (Acesso em 27/11/06).

"Web Inventor Wins $1.23 Million Award", MSNBC, available online at msnbc.msn.com/id/4744554/ (Acesso em 4/9/06).

"Web Reaches New milestone: 100 Million Sites", CNN.com, November 1, 2006, available online at www.cnn.com/2006/TECH/internet/11/01/100millionwebsites/index.html (Acesso em 1/11/06).

Webb, William. "Predictions for the Mobile Future", BBCNews, January 10, 2007, available online at news.bbc.co.uk/1/hi/technology/6232243.stm (Acesso em 25/1/07).

"Whem Are CERN's Greatest Achievements: History of the WWW", CERN, available online at public.web.cern.ch/public/Content/Chapters/AboutCERNA/Achievements/WorldWideWeb/WebHistory/WebHistory-en.html (Acesso em 4/9/06).

Wilson, Tracy V. "How GPS Phones Work", HowStuffWorks, available online at electronics.howstuffworks.com/gps-phone.htm (Acesso em 9/2/07).

Wong, May. "Online Video Boom Raises Risks, Concerns", *Washington Post*, July 9, 2006. available online at www.washingtonpost.com/wpdyn/content/article/2006/07/09/AR2006070900346.html (Acesso em 21/7/06).

"Worldwide Internet Users Top 1 Billion in 2005", Computer Industry Almanac, available online at www.c-i-a.com/pr0106.htm (Acesso em 11/9/06).

"YouTube Blocked in Much of Brazil", CNN, January 8, 2007, available online at cnn.com/2007/WORLD/Americas/01/08/youtube.brazil.ap/index.html (Acesso em 9/1/07).

Zittrain, Jonathan. "Can the Internet Survive Filtering?" CNET News, July 23, 2002, available online at news.com.com/2102-1071_3-945690.html?tag=st.util.print (Acesso em 8/9/06).

ÍNDICE ONOMÁSTICO

SOBRE O AUTOR

GREGORY S. SMITH é vice-presidente e diretor-executivo de informação do Departamento de TI da World Wildlife Fundem Washington, D.C., e professor-adjunto nos programas de pós-graduação em negócios e educação na School of Professional Studies, na The Johns Hopkins University. Especialista na área da tecnologia da informação, também é autor de vários artigos técnicos e de apresentações públicas. Além disso, também é de sua autoria o livro *Straight to the Top: Becoming a World-Class CIO* ("*Direto ao topo: como se tornar um CIO de primeira linha*").